腰痛を治したけりゃ
ろっ骨をほぐしなさい

川口陽海［著］　永澤 守 医師［監修］

アスコム

1日1分の「ろっ骨ほぐし」が、
あなたを腰の痛みから解放する

はじめに

「ろっ骨ほぐし」で、腰痛のない生活を取り戻そう

あなたの腰痛は必ず治ります。

だからまず、安心してください。


私は20年近く、腰痛に苦しむ生活を送ってきました。だからあなたが、「○○で腰痛は治る」といった甘い言葉に、疑心暗鬼《ぎしんあんき》になるのもよくわかります。

でも、安心してください。

この本で紹介する「ろっ骨ほぐし」を試せば、私の言葉が真実であることを理解し

てもらえるはずです。

「ろっ骨ほぐし」は、最新の腰痛研究と、私自身が20年近く苦しんだ経験からたどりついた、これまでにない画期的な腰痛改善メソッドです。

ろっ骨をほぐすだけで、痛みを発する「体」と、痛みを感じる「脳」をいっぺんに回復させて、だれでもつらい痛みを消すことができます。


あなたは現在、次のような状態でしょうか。

「病院で手術までしたのに、痛みがとれない」

「ハリも打っているけど、痛みがぶり返す」

「毎朝、痛くてベッドから起き上がれない」

「長時間歩くと、しびれがひどくて歩けなくなる」

「一生このまま、腰の痛みを抱えたまま生きていくの?」


試しに、本書のPART1を見て、「ろっ骨ほぐし」をしてみてください。

1分間、ろっ骨をほぐすだけで、体がリラックスし、自然の中で深呼吸をしているような爽快感《そうかいかん》を味わえると思います。すると不思議なことに、あなたの腰の痛みは、すでに軽くなっていることに気づくはずです。

なぜ、ろっ骨をほぐすことが腰痛の改善につながるのか。

それは、**根本的な原因の一つが、腰ではなく、ろっ骨の固さにある**からなのです。

ろっ骨は心臓や肺を守る鎧

ろっ骨は、頭蓋骨《ずがいこつ》や骨盤《こつばん》と同じように、人間の重要な臓器を守る鎧《よろい》のような役割をしています。腰に大きな影響を与える背骨と、24本あるろっ骨はすべてつながっていて、心臓や肺などの臓器を取り囲んでいます。

しかしろっ骨には、頭蓋骨や骨盤とは決定的に違う点があります。

本来なら、脳を守る頭蓋骨や、腸や子宮を守る骨盤と同じように、ろっ骨も固くなければおかしいはずです。

でも、**ろっ骨にだけ、縮んだり膨らんだりする柔軟性《じゅうなんせい》がある**のです。

それはなぜかというと、ろっ骨に柔軟性がなければ、人間は呼吸ができなくなるからです。肺は自ら収縮することができません。ろっ骨が柔軟に動くことで、私たちは呼吸ができているのです。

しかし現代社会では、ストレスや運動不足などの要因で、ろっ骨を柔軟に動かすための筋肉が固くなってしまいがちです。

その結果、ろっ骨とつながった背骨、そこから腰へも症状が現れてくるのです。

ろっ骨が固いと、「隠れ酸欠」になり、腰痛になる

ろっ骨は10以上ある筋肉が支えています。そう言われても、ピンとこない方が多い

かと思います。それくらい、ろっ骨まわりの筋肉は「影の薄い存在」です。

その影の薄さゆえ、これまで腰痛の治療では注目されてきませんでした。

しかし、これらの筋肉が固くなっていることが腰痛を引き起こし、悪化や再発させることがわかってきたのです。


ろっ骨が固くなると、呼吸が浅くなります。すると、新鮮な空気を充分にとり込めなくなり、自律神経が乱れ、血流が不足。全身の細胞が酸欠《さんけつ》状態になってしまいます。細胞が酸欠状態になっても、ふだんの生活では気づくことができません。いわば、自覚症状のない「隠れ酸欠」の状態に陥《おちい》ってしまうのです。

隠れ酸欠は、筋肉に痛み物質を作り出します。これが、腰痛が起きる原因です。

また呼吸が浅くなると、体幹を支えるのに重要な「腹圧《ふくあつ》」の力が弱くなり、慢性的に腰へダメージを与えてしまいます。

すると、腰の筋肉は**「隠れ酸欠」と「腹圧力の低下による慢性的なダメージ」**によって、とうとう耐えられずに悲鳴をあげてしまうのです。

あなたが、病院や整体で腰を治療しても、一向に痛みがとれなかったり、すぐに痛みをぶり返してしまうのは、全身が「隠れ酸欠」のままだからです。

「隠れ酸欠」は脳にも影響を与えます。

脳には、「痛みを和《やわ》らげる働き」が備わっているのですが、酸欠状態が続くと、この機能が弱まることがわかっています。

このことも、あなたの腰痛が長引いている原因の一つといえるでしょう。

「ろっ骨ほぐし」をすれば、深い呼吸ができるようになり、血流量がアップします。

たっぷりの血液は、ダメージを受けた筋肉から痛み物質などの老廃物《ろうはいぶつ》を掃除し、代わりに新鮮な酸素を全身に送り届けてくれます。

また脳の血流もアップするため、脳にたくさんの新鮮な酸素が送られ、弱っていた「痛みを和らげる働き」も元気になってきます。

すると、**早い人なら2、3日で、腰痛がすっかり治ってしまう**のです。

これまでの腰痛治療はいったん忘れてください

病院に行き、レントゲンやＭＲＩの画像を撮り、「ヘルニアや骨が神経を圧迫して腰痛が起きている」と信じ込んでいる人が日本では大多数です。ヘルニアや脊柱管狭窄症《せきちゅうかんきょうさくしょう》を治療して、痛みがとれればそれに越したことはありません。しかし、現実には、治療しても治らない人が、日本には溢《あふ》れかえっています。

じつは、痛みのない健康な人でも、腰の画像を撮れば、76％の人に椎間板《ついかんばん》ヘルニアがあります。つまり、痛みがあるかないかは、画像診断ではわからないのです。

このことは、海外の腰痛研究によって次々と明らかにされています。その結果、現代医学が出している結論は、**「腰痛の85％は原因不明」**なのです。

この事実に、驚かれた方もいらっしゃると思います。残念ながら現代医学は、腰痛に関して、明確な治療法を見出せていないのが真実なのです。

かといって、落胆する必要はありません。これまでの治療とはまったく別の角度から、腰痛は改善することができます。それが「ろっ骨ほぐし」です。

腰の激痛に20年苦しんだ私がたどりついた「ろっ骨ほぐし」

かくいう私自身も、腰痛に苦しんできた一人です。

高校3年生の春、違和感のあった腰の痛みがだんだんとひどくなり、ついにはベッドから起き上がれないほどの痛みに襲《おそ》われました。

激痛に耐えながら病院で診察を受けると、重度の椎間板ヘルニア。投薬やブロック注射をしても一向に痛みは治まらず、残された策は「手術」の二文字。当時、悩みましたが、やはり腰にメスを入れることは怖く、自宅療養を選びました。

結局、卒業まで腰は治らず、大学受験をすることも叶《かな》いませんでした。

「どうして自分だけ、こんなつらい目に……」

そのときは、腰痛の根本的な原因もわからず、ただただ私は、腰痛におびえ、腰痛をうらみ、トイレにも這《は》っていくしかない情けなさに、涙するしかありませんでした。

私は腰痛を抱えながらも、治療者への道に進む決心をしました。自分を苦しめる腰痛の正体を突き止めたいと考えていました。

その後20年以上にわたって、人体の構造や、最新の腰痛研究を学び、1万人に及ぶ患者さんの体を施術《せじゅつ》していくなかで、導き出した答えが「ろっ骨ほぐし」です。

私自身、「ろっ骨ほぐし」を始めてから、あんなに苦しかった腰痛は、すっかり影を潜めています。そして、私の治療院を訪れてくる患者さんにも「ろっ骨ほぐし」をレクチャーし、**早ければ2、3日で腰痛がすっかり消えてしまう**方がいます。症状の度合いにもよりますが、**9割以上の患者さんが、3ヶ月以内で快方に向かっています。**

腰痛の苦しみがわかるからこそ、同じように苦しんでいる方の力になりたい。同じ痛みを抱えたあなたにも、「ろっ骨ほぐし」を始めてほしいと思っています。

本書のPART1では、「ろっ骨ほぐし」のやり方について、すぐに実践いただけるように、カラー写真を使ってわかりやすく紹介しました。PART2とPART3では、腰痛が発生するメカニズムと、「ろっ骨ほぐし」の効能について詳しく解説しました。

PART4では実際に「ろっ骨ほぐし」をしている方の体験談を、PART5では痛みがひどいときの対処法を記しました。

また最後のPART6では、「ろっ骨ほぐし」が腰痛だけではなく、さまざまな不調に効果を発揮することをお伝えします。「ろっ骨ほぐし」は、腰痛改善メソッドでありながら、人生120年時代を健康にすごすための長生きメソッドでもあるのです。

どんなに効果的な方法であったとしても、簡単でなければ続けることはできません。**「ろっ骨ほぐし」なら、ムリなく、気持ちよく、続けることができます。**

腰痛撃退の切り札として、「ろっ骨ほぐし」を活用していただくことを心から願っています。

川口陽海

腰痛を治したけりゃろっ骨をほぐしなさい

目次

PART 6
腰痛だけじゃない！「ろっ骨ほぐし」で、全身の痛みや不調が改善する！

PART 1

腰の痛みがとれる！ 和らぐ！「ろっ骨ほぐし」のやり方

まず、「ろっ骨ほぐし」のやり方を覚えましょう。
これから紹介するエクササイズでろっ骨をほぐすと、
背中の筋肉も柔らかくなります。
すると腰に無理な負担をかけることがなくなり、
腰痛が改善されるのです。
「ろっ骨ほぐし」は、短時間で簡単にできるものばかり。
また、すべてを行わなくても構いません。
1日1分～、1つでも2つでもやってみてください。

「ろっ骨ほぐし」のポイント

POINT 1 ろっ骨の動きをイメージしながら行いましょう。ろっ骨を動かしている意識を持つことで、ほぐされていることが体感でき効果が高まります。

POINT 2 ろっ骨は繊細な箇所でもあります。強く押しすぎないように注意しましょう。ほぐす感覚でろっ骨を押し、さすります。

POINT 3 痛気持ちいいポイント（ツボ）を探りながら行います。

POINT 4 リラックスした姿勢で、すべて１日１分から。たとえば20ページの「脇腹のマッサージ」だけで済ませても構いません。１つでも２つでも、気になる「ろっ骨ほぐし」を行いましょう。

※効果には個人差があります。

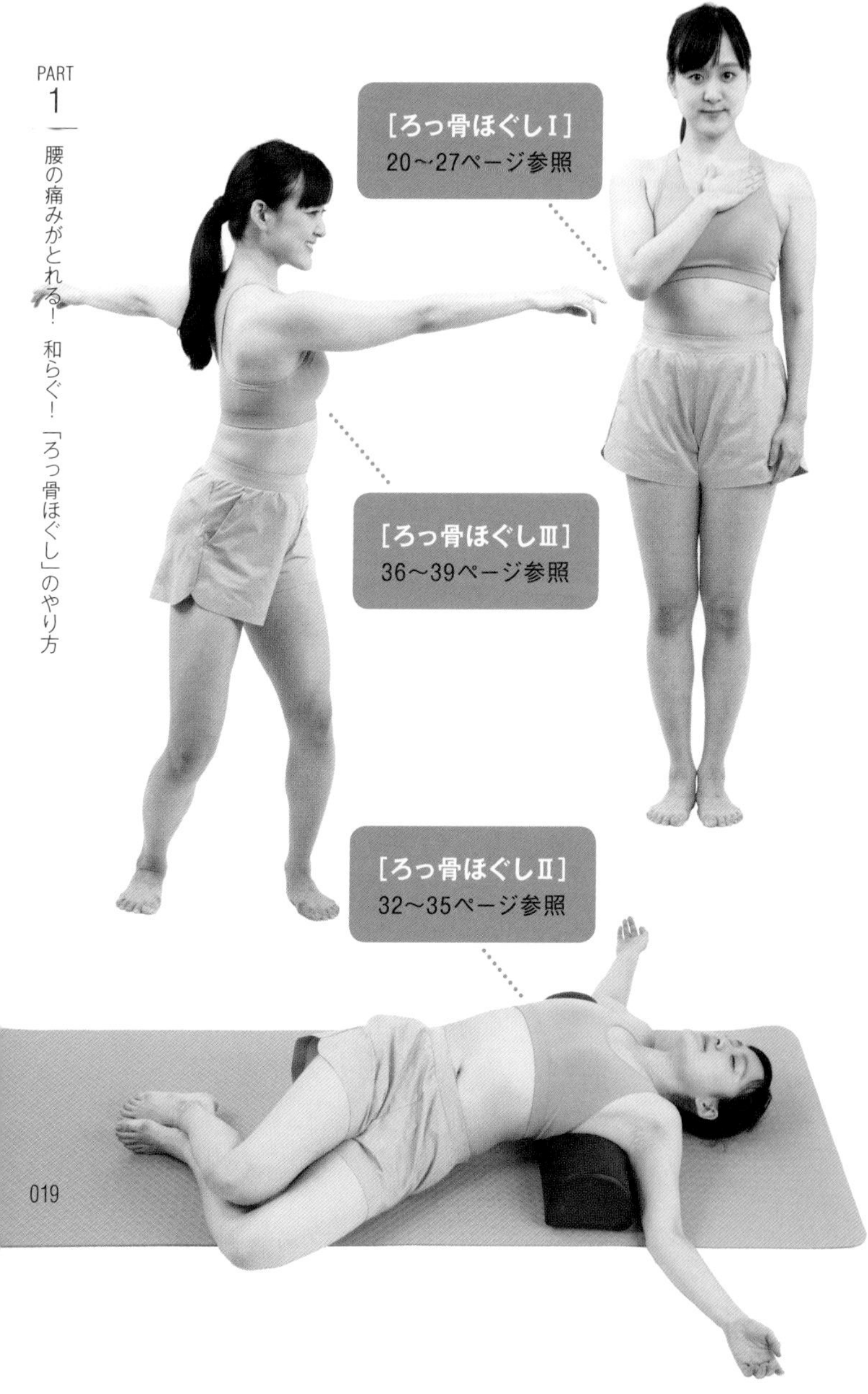
[ろっ骨ほぐしⅠ]
20～27ページ参照
[ろっ骨ほぐしⅢ]
36～39ページ参照
[ろっ骨ほぐしⅡ]
32～35ページ参照

［ろっ骨ほぐしI］

1 脇腹のマッサージ

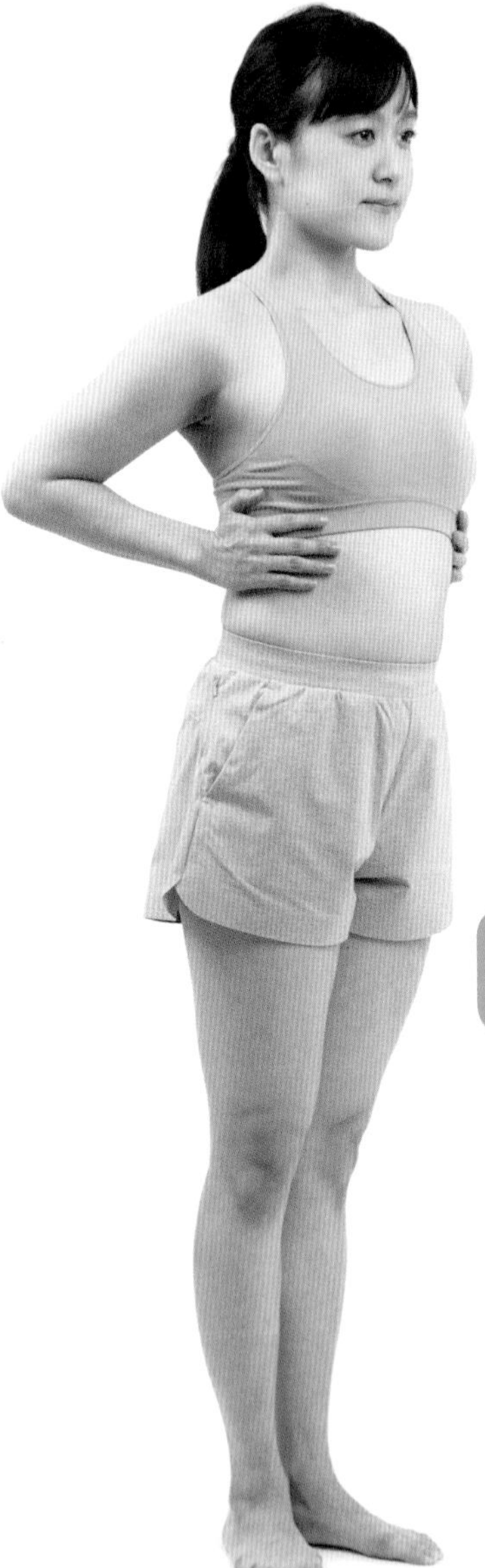

真っすぐに立ち視線は正面に向け、両手を左右脇腹のろっ骨部分にあててマッサージします。骨と骨の間をほぐすイメージで、手のひらをゆっくりと動かしましょう。

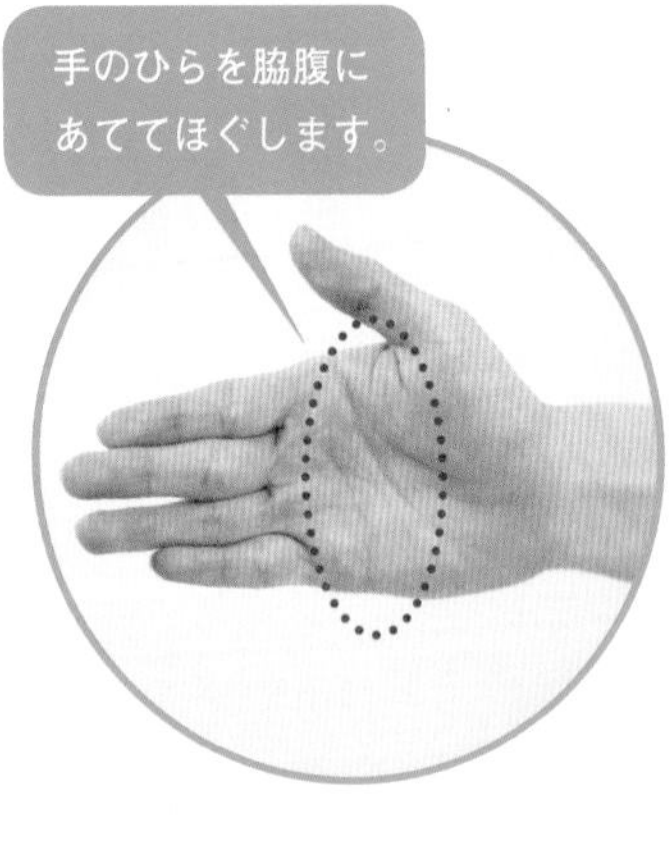

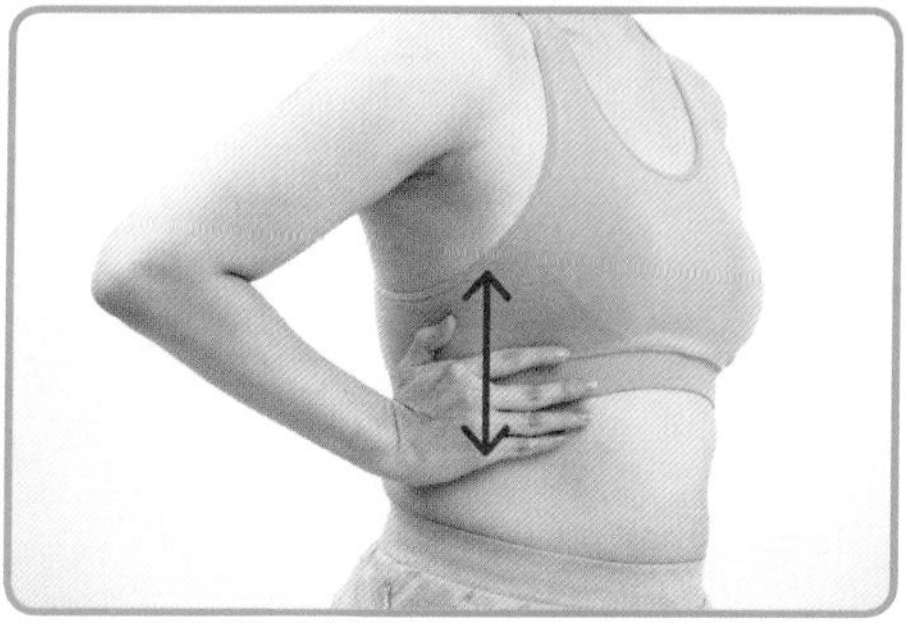

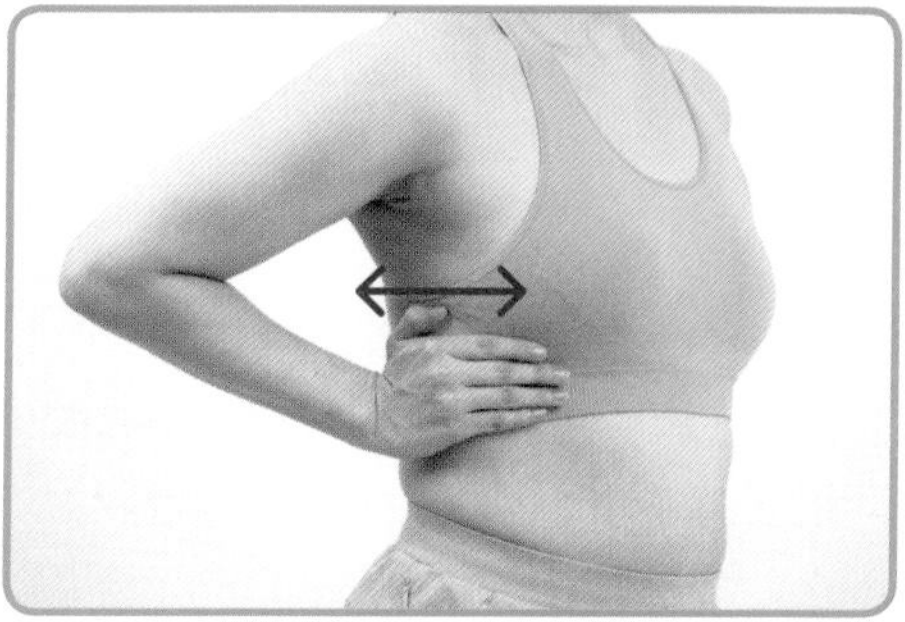

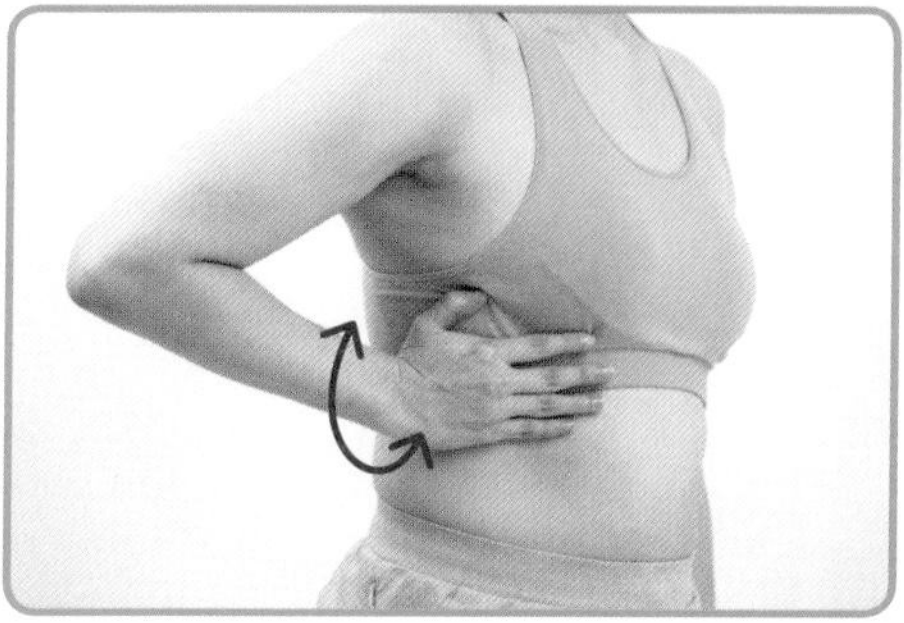

脇腹にあてた手を上下、前後にまわすようにしてほぐしていきます。胸の下から、ろっ骨の下部まで広い範囲をほぐすようにしましょう。
※椅子に座って行ってもOKです。

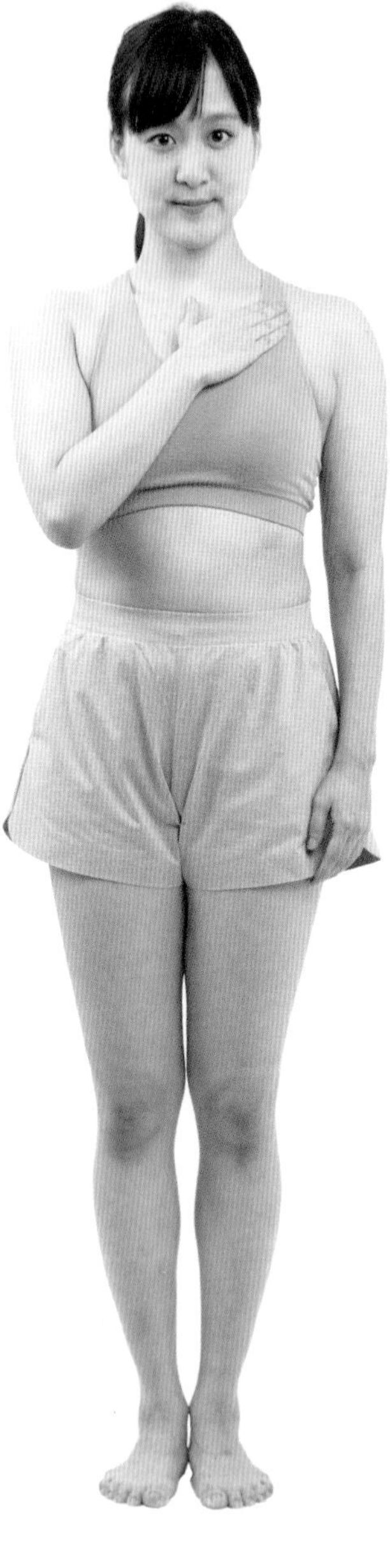

［ろっ骨ほぐしⅠ］
2
鎖骨下のマッサージ

真っすぐに立ち視線を正面に向け、右手を左鎖骨下にあてます。左肩を後ろから前へとまわすように動かしながら、さするようにマッサージしていきましょう。左右ともに行います。

指のつけ根部分を使って、ゆっくりとさすります。

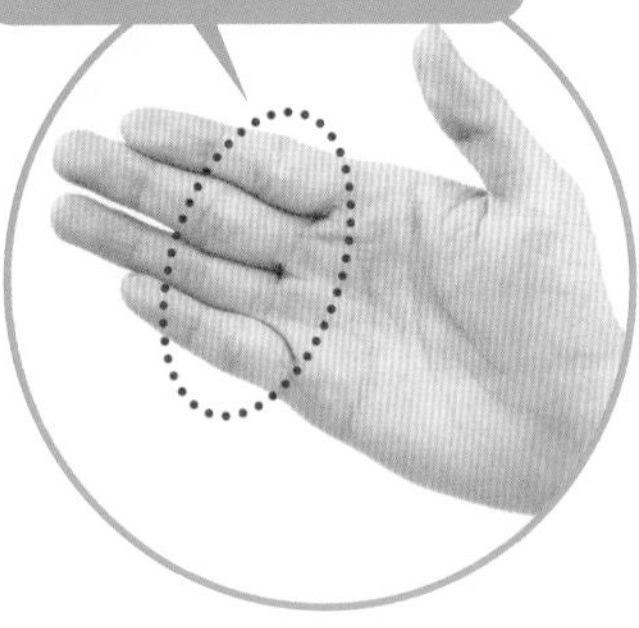

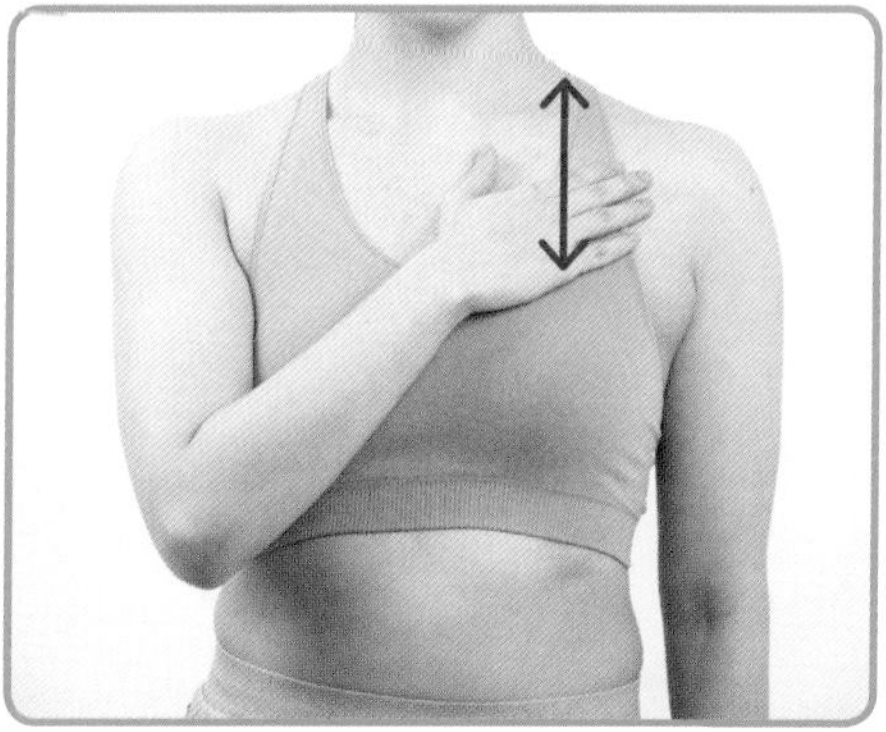

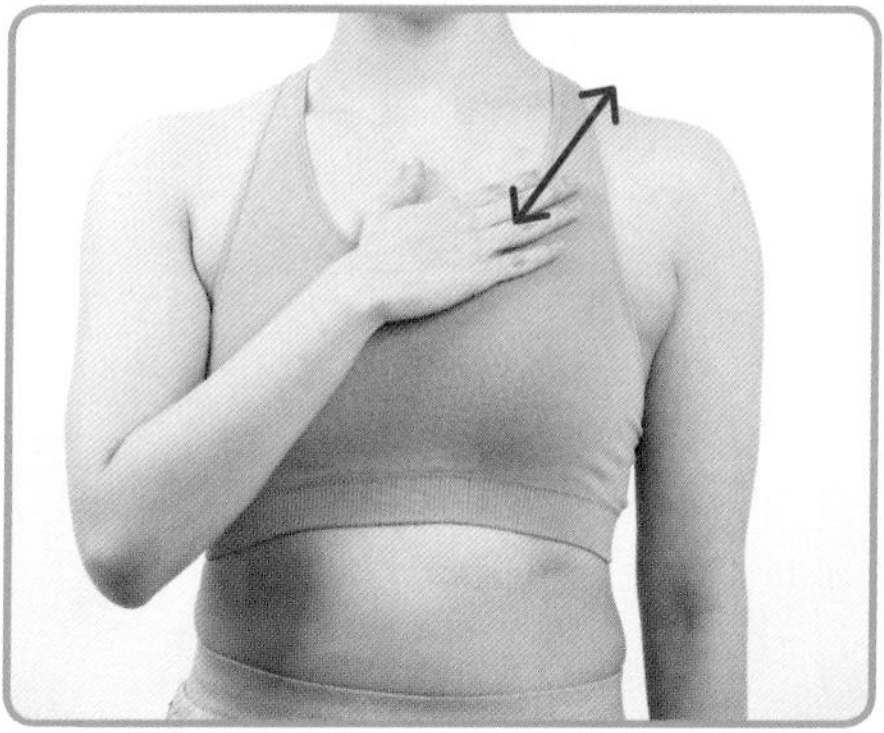

鎖骨の下部分を上下左右に幅広くケアしていきます。肩をわずかにまわすことで、ろっ骨の形がイメージでき効率よくほぐせます。
※椅子に座って行ってもOKです。

［ろっ骨ほぐしⅠ］

3
お腹のマッサージ

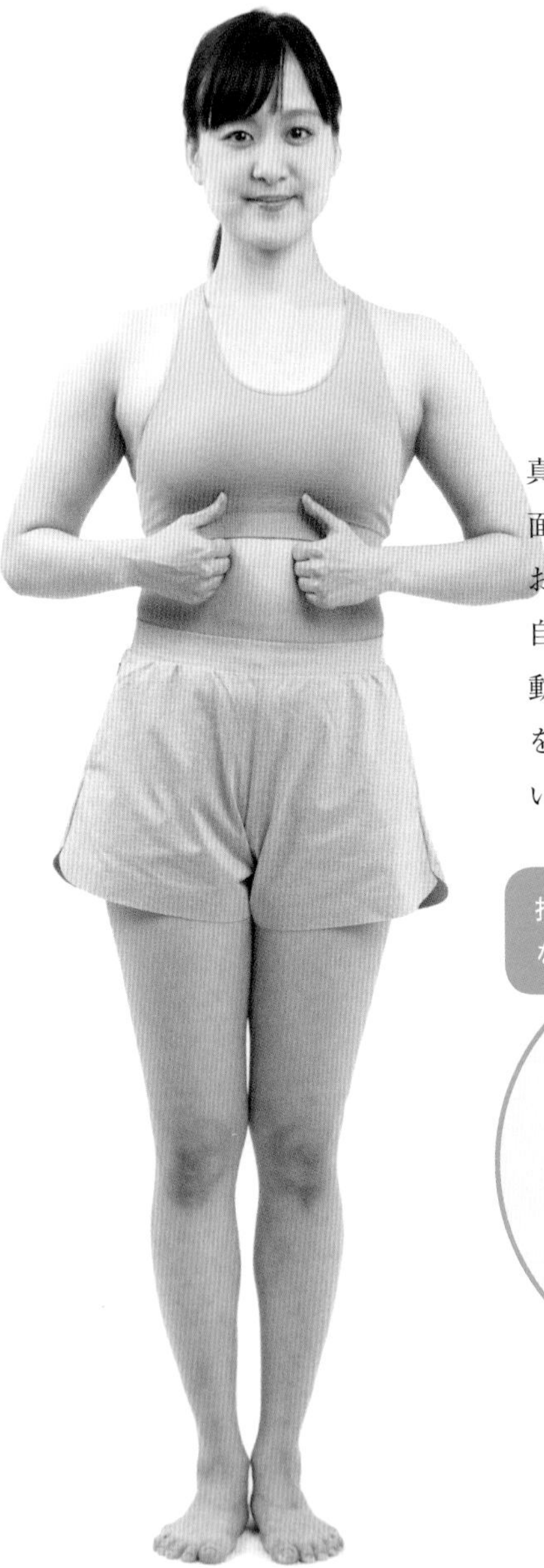

真っすぐに立ち、視線を正面に向け、両方のこぶしをお腹のろっ骨にあてます。自然に呼吸をし、ろっ骨の動きも意識しながらこぶしを動かしてマッサージしていきましょう。

指の第２関節を押しあてながらほぐします。

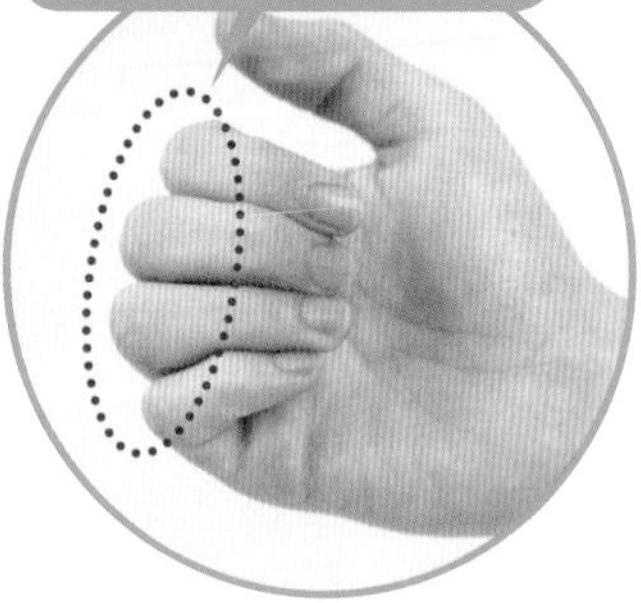

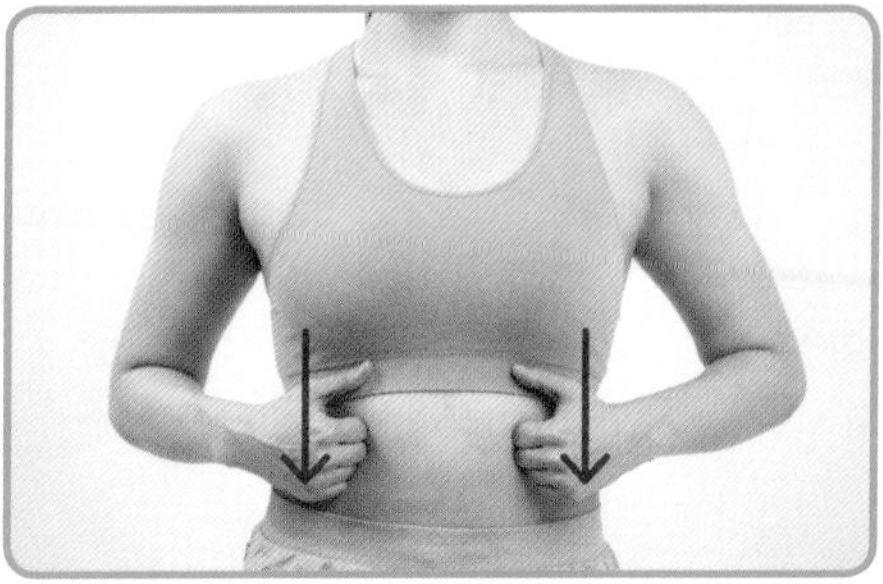

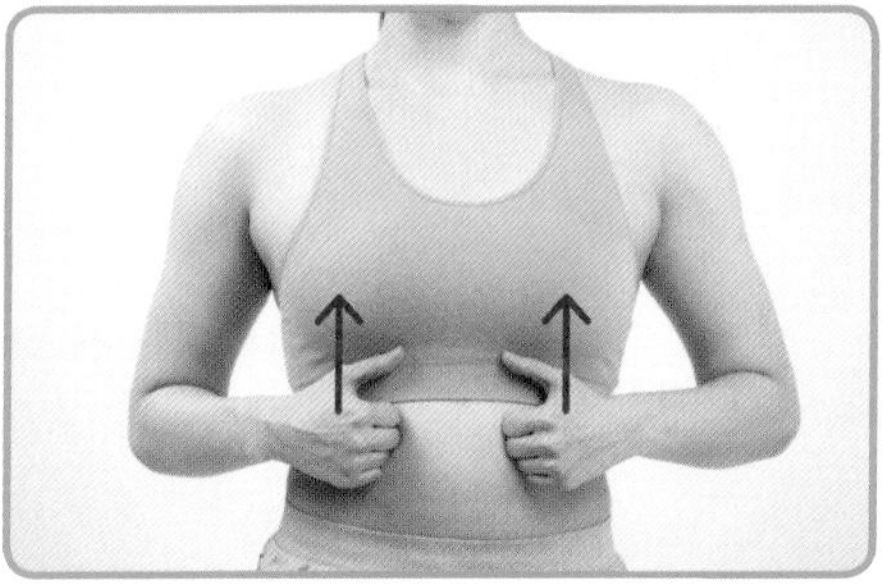

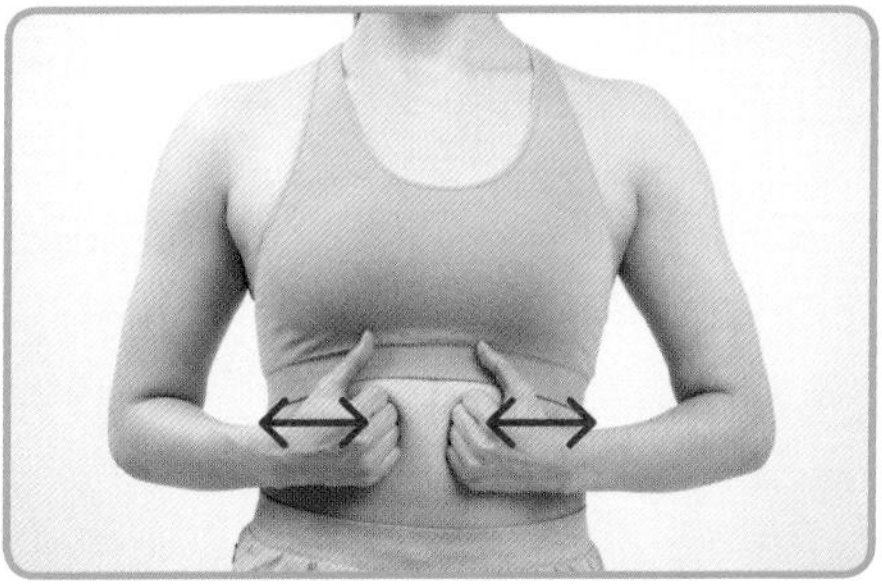

ろっ骨を持ち上げるイメージで行います。こぶしを腹部に強く押しあてる必要はありません。両こぶしを上下左右に動かしながらリズミカルにほぐしましょう。
※椅子に座って行ってもOKです。

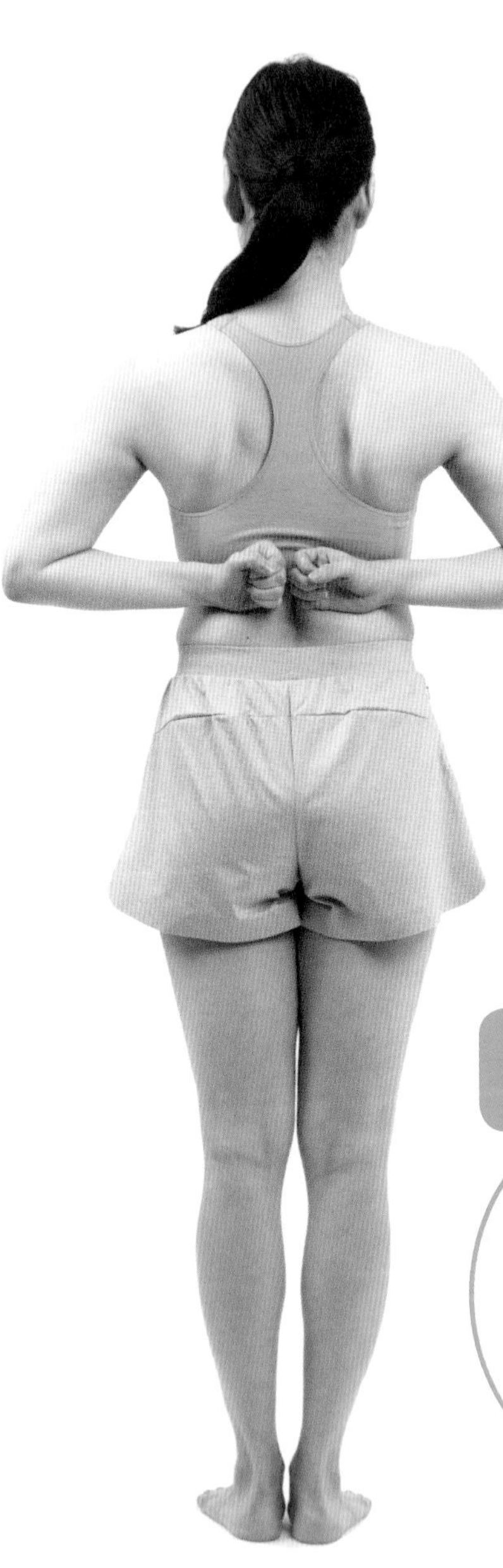

［ろっ骨ほぐしⅠ］
4
背中のマッサージ

真っすぐに立ち、視線を正面に向け、両方の手を後ろにまわし、こぶしを背中にあてます。指の関節を使って背面からろっ骨をマッサージし、ほぐしていきましょう。

指の第３関節を背中にあててほぐします。

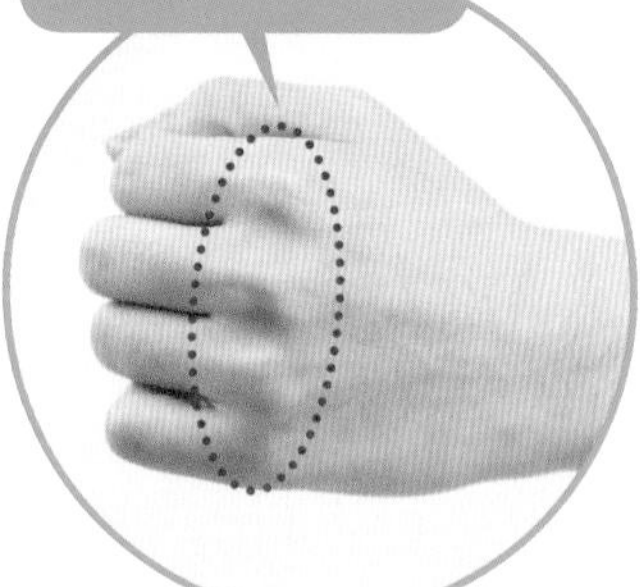

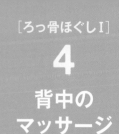

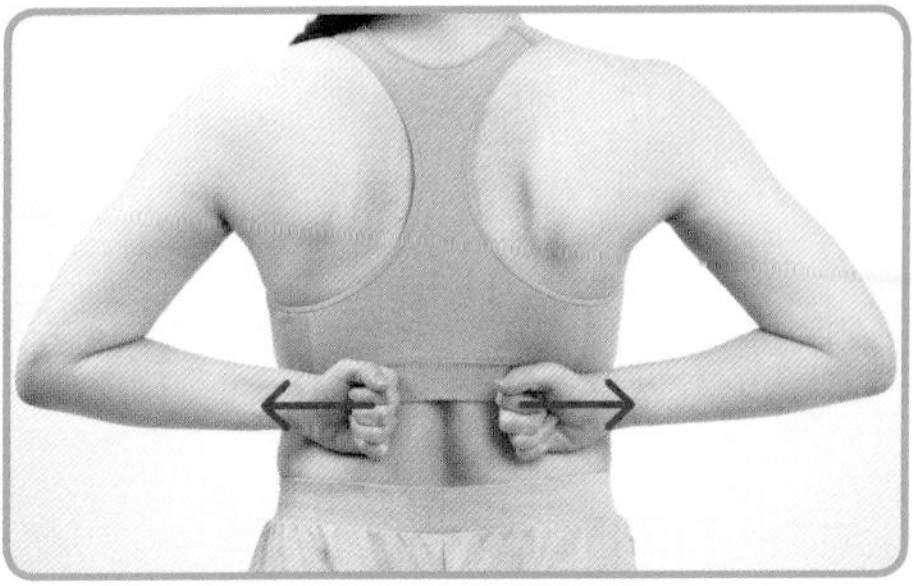

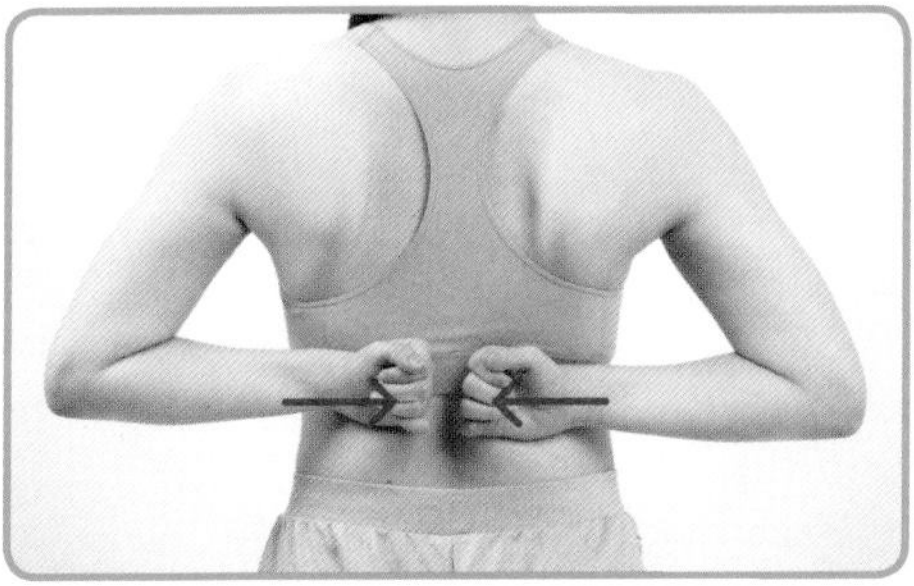

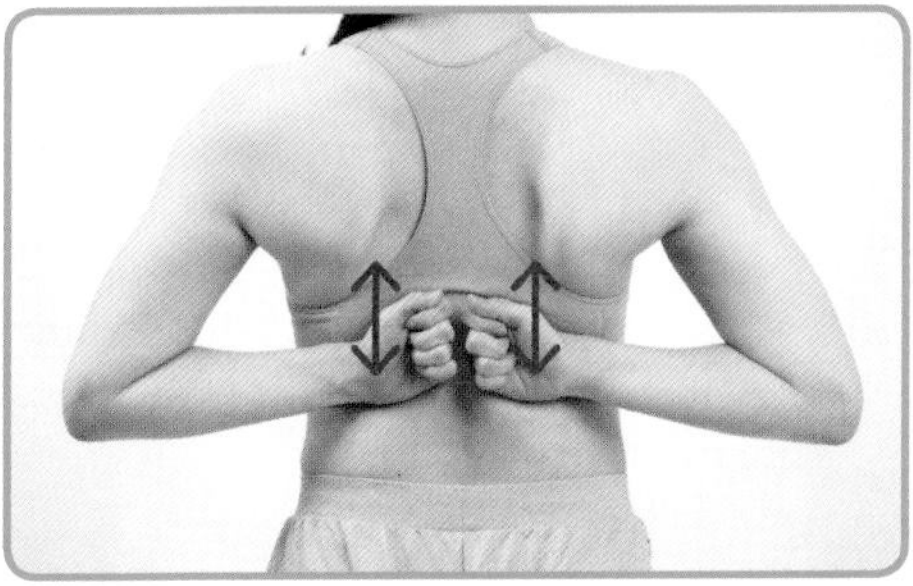

両方のこぶしを左右上下に動かして、ろっ骨をほぐします。両腕を後ろにまわせない場合は、無理をする必要はありません。パートナーにほぐしてもらいましょう（42、43ページ参照）。
※椅子に座って行ってもOKです。

ろっ骨まわりにある
効くツボ

お腹・脇腹

鎖骨下には「中府」、お腹には「期門」、脇腹には「大包」という血流を促してくれるツボがあります。[ろっ骨ほぐしⅠ] ❶❷❸(20〜25ページ)では、これらのツボを刺激できます。

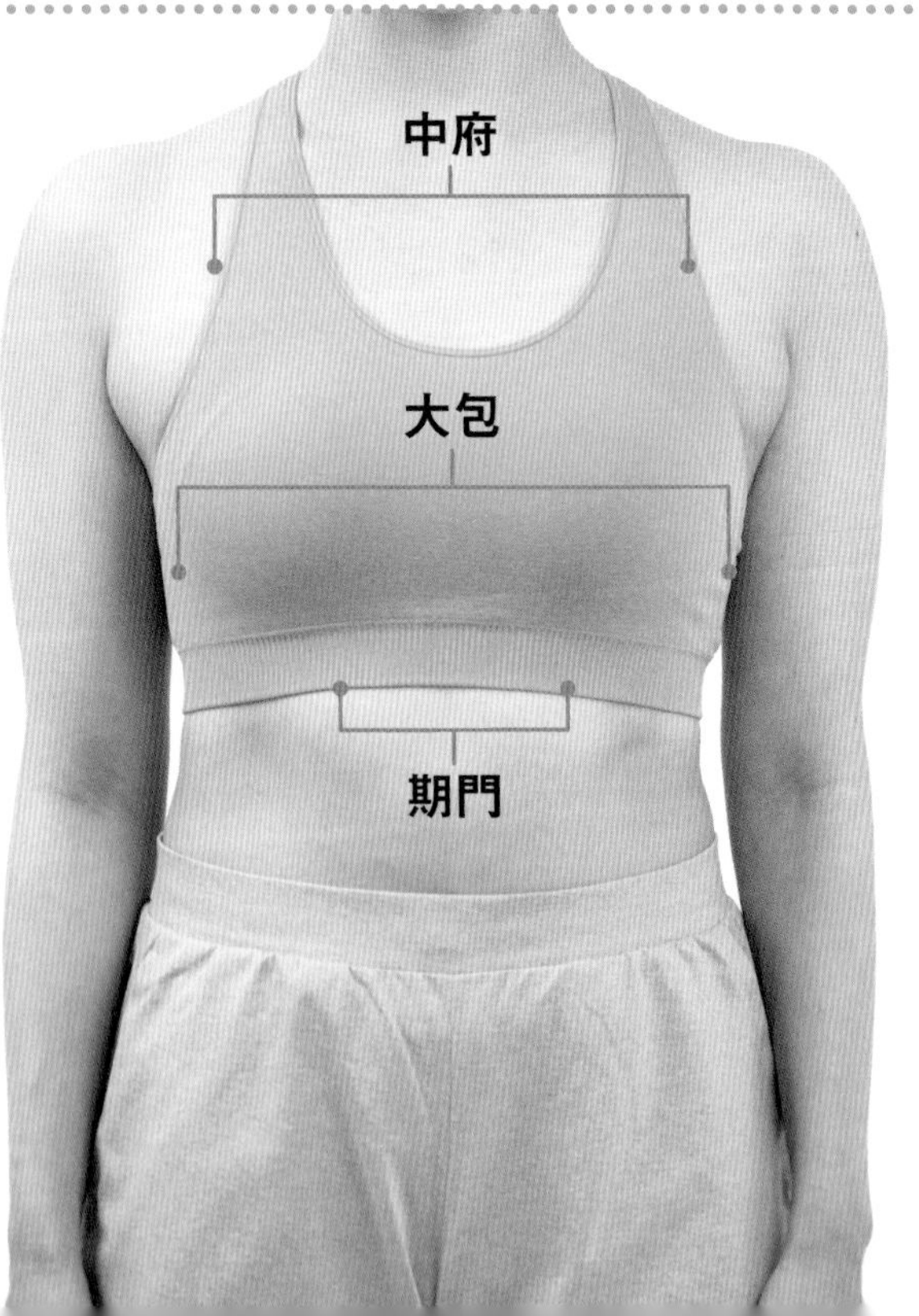

姿勢が良くなって深い呼吸が可能になる

中府《ちゅうふ》

鎖骨の下、胸の筋肉の上にあるツボです。この部分を刺激すると胸が開く効果があり、猫背を防ぎ姿勢が良化。これにより深い呼吸ができるようになります。

大包《だいほう》

脇の下にあるツボです。呼吸がしやすい状態に体を整えるほかに、ろっ間神経痛、胸のつかえ、汗の出すぎ、全身の怠さなどを和らげる効果があります。

期門《きもん》

バストトップ（乳頭）の下、ろっ骨の間にあるツボです。ここを押すと血流が促され、ろっ骨がほぐれやすい状態に。また、肝臓の機能も高められます。

ろっ骨まわりにある
効くツボ

背中

背中と腰の間には「肝兪」「脾兪」という縦に並んだツボがあります。［ろっ骨ほぐしⅠ］❹（26～27ページ）を行う際には、これらのツボを意識して刺激しましょう。

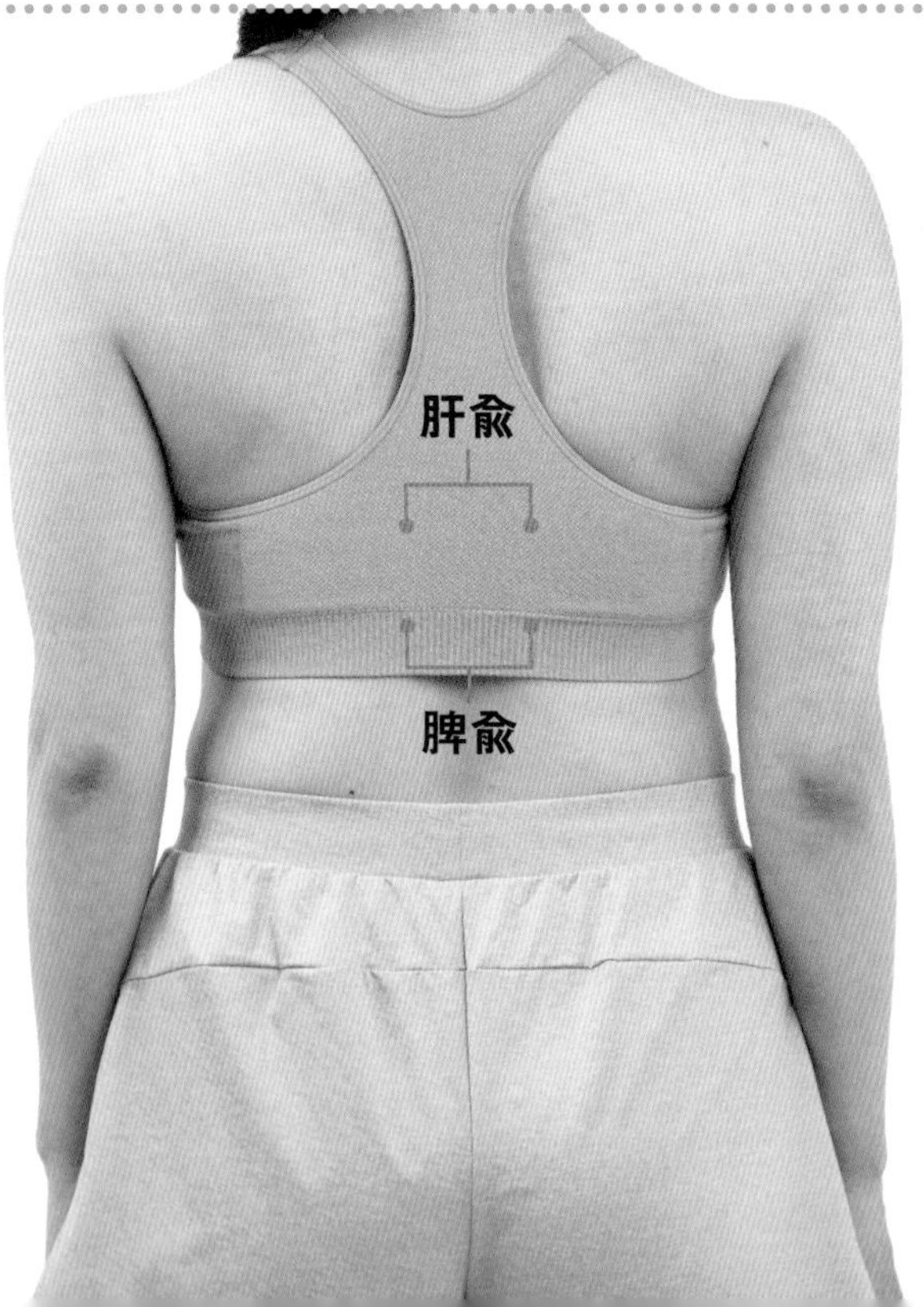

血流を促しリラックス
ストレスも緩和される

肝《かん》兪《ゆ》

背中と腰の間にあるツボです。この部分を刺激すると、腰まわりが柔らかくなり、体全体がリラックス状態に。また、内臓の動きが整えられ、ためこんだストレスも緩和されます。

脾《ひ》兪《ゆ》

背中と腰の間、肝兪の下に位置するツボです。血流が促されるだけではなく、胃腸の動きを整え消化吸収を良化できます。疲労回復の効果もありますから、肝兪とともに刺激しましょう。

［ろっ骨ほぐしⅡ］

1
マットに寝て両ひざを倒す
（スタンダード）

背中とマットの間に少し硬めのクッションバーを挟み、仰向けに寝ます。両腕は左右に広げましょう。しっかりと胸を開いた状態から、立てた両ひざを左に、次に右へと倒します。

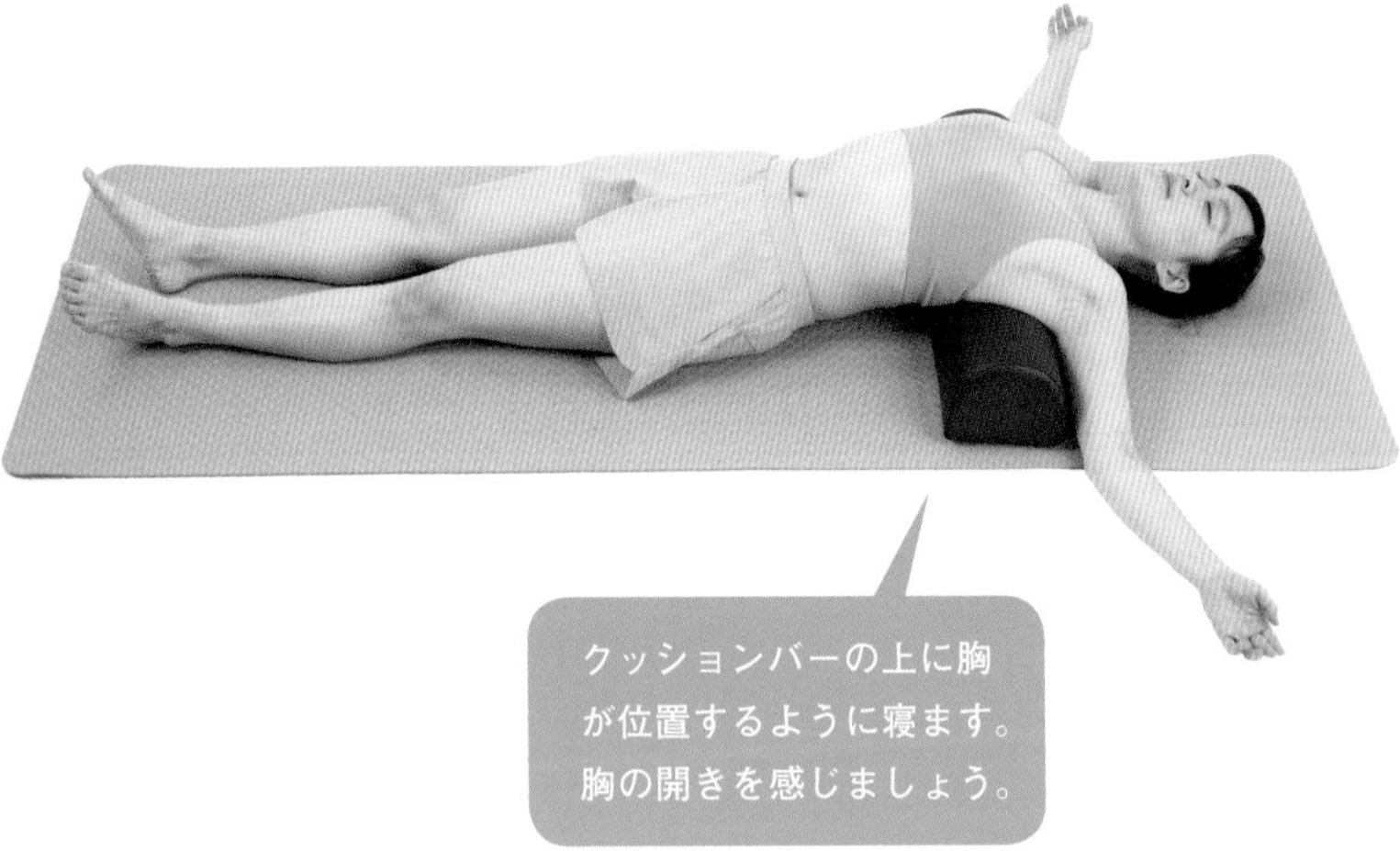

クッションバーの上に胸が位置するように寝ます。胸の開きを感じましょう。

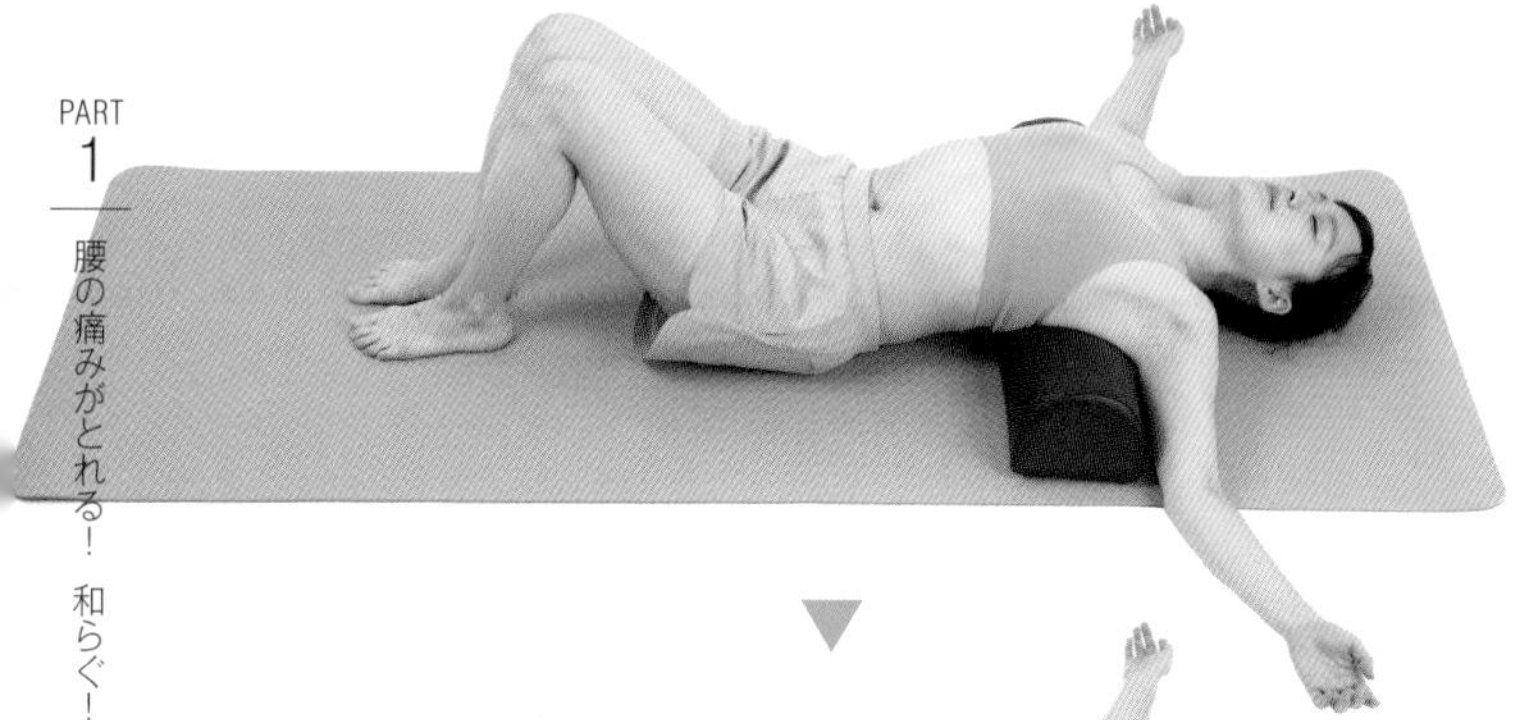

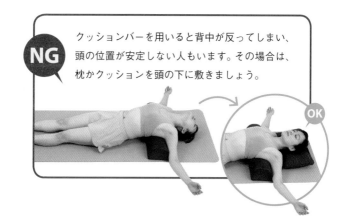

▼

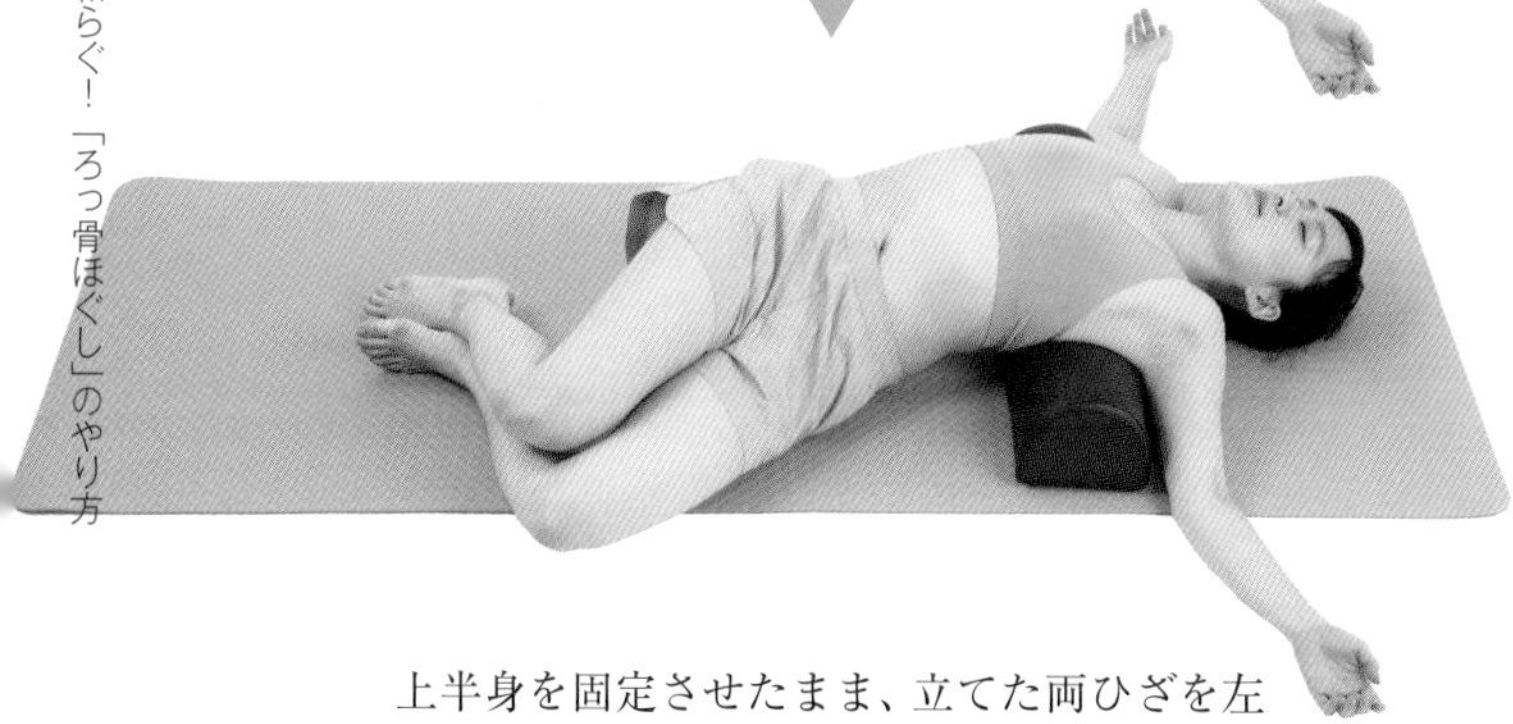

上半身を固定させたまま、立てた両ひざを左右に倒すと、ろっ骨が動きほぐされていきます。ゆっくりと下半身を動かしてください。

NG

クッションバーを用いると背中が反ってしまい、頭の位置が安定しない人もいます。その場合は、枕かクッションを頭の下に敷きましょう。

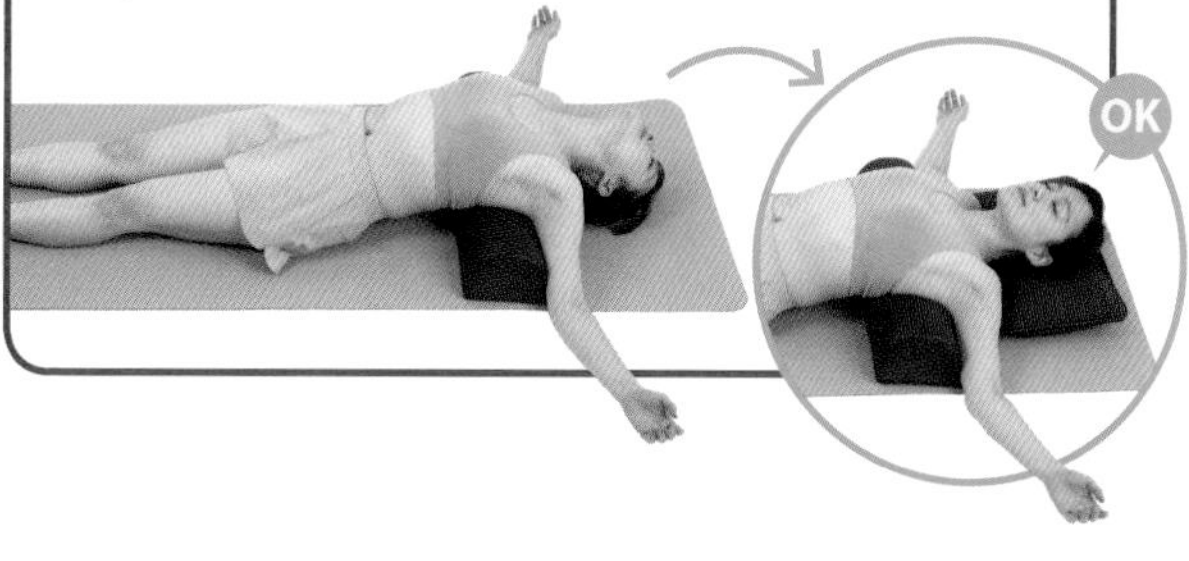

［ろっ骨ほぐしⅡ］

2
マットに寝て両ひざを倒す
（手の位置を変えて）

32ページで紹介した姿勢から手の位置を変えると、ろっ骨を別の角度からほぐすことができます。クッションバーの位置は変えずに、胸の開きを意識しながら両ひざを左右に倒します。

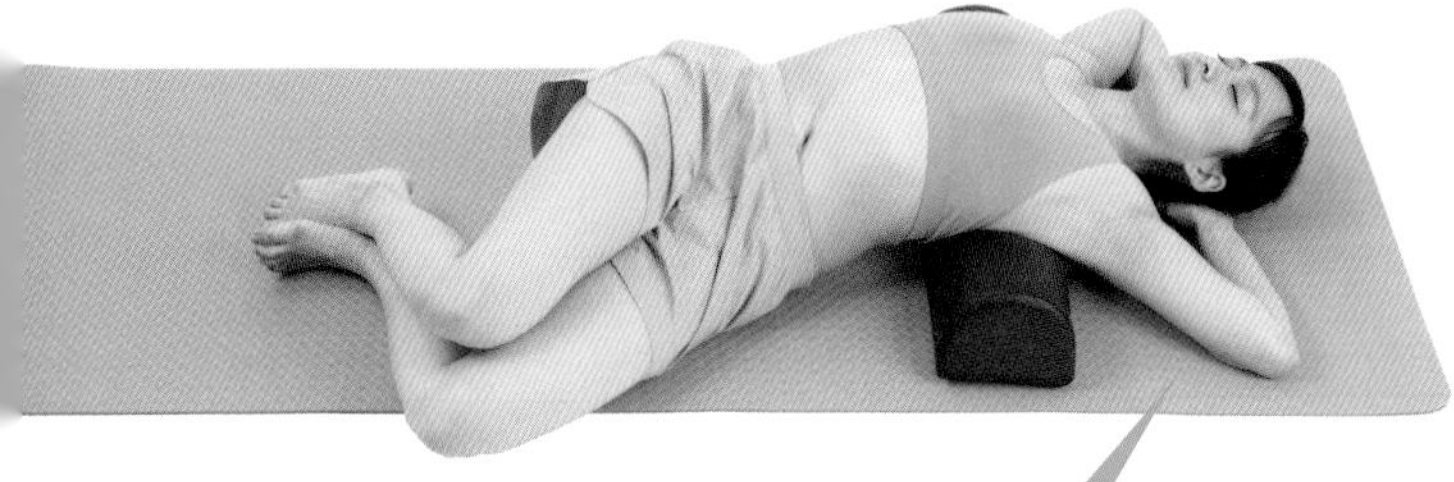

頭の後ろで両手を組み、両ひざを左右にゆっくりと倒します。下半身の動きに引っ張られてヒジを浮かせてしまわないように注意しましょう。

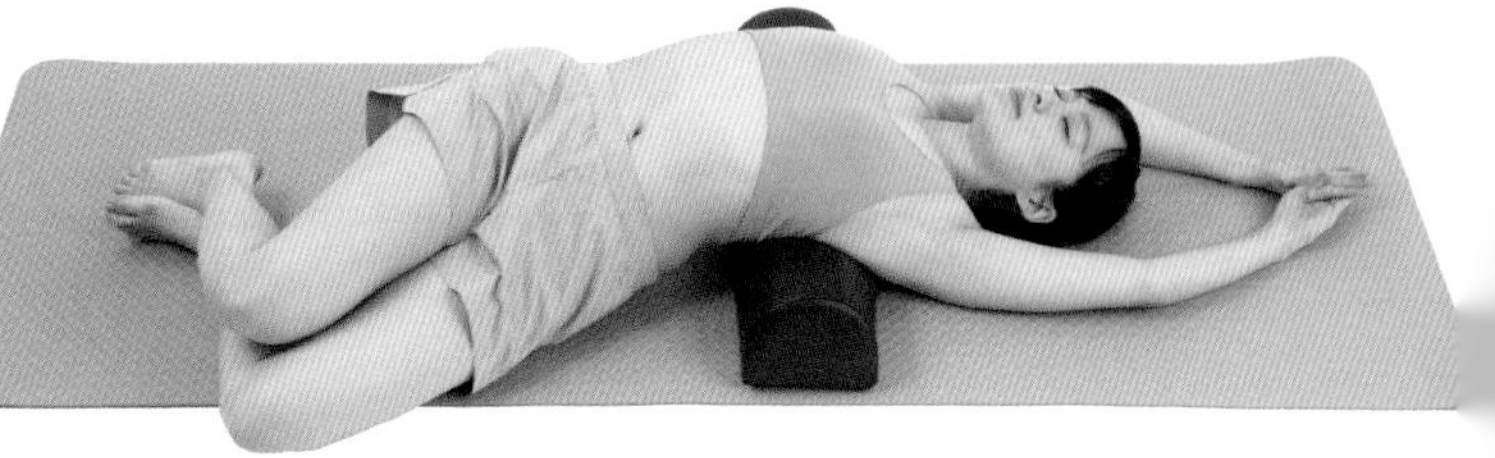

組んだ両手を頭上に伸ばした状態で、両ひざを左右にゆっくりと倒します。下半身だけを動かしましょう。

ヨガマットを用いてもOK!

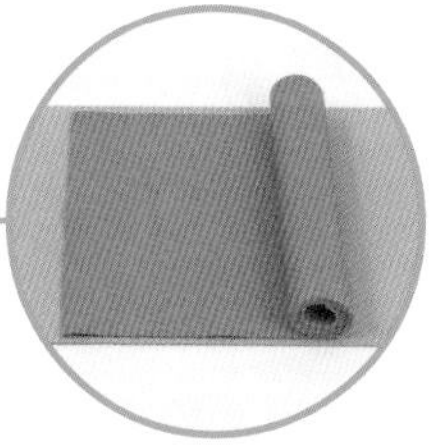

適当な大きさのクッションバーがない場合は、ヨガマットを用いてもOK。
巻き具合によって高さが調整できるので便利です。ヨガマットもない場合は、バスタオルを丸めて用いてもOKです。

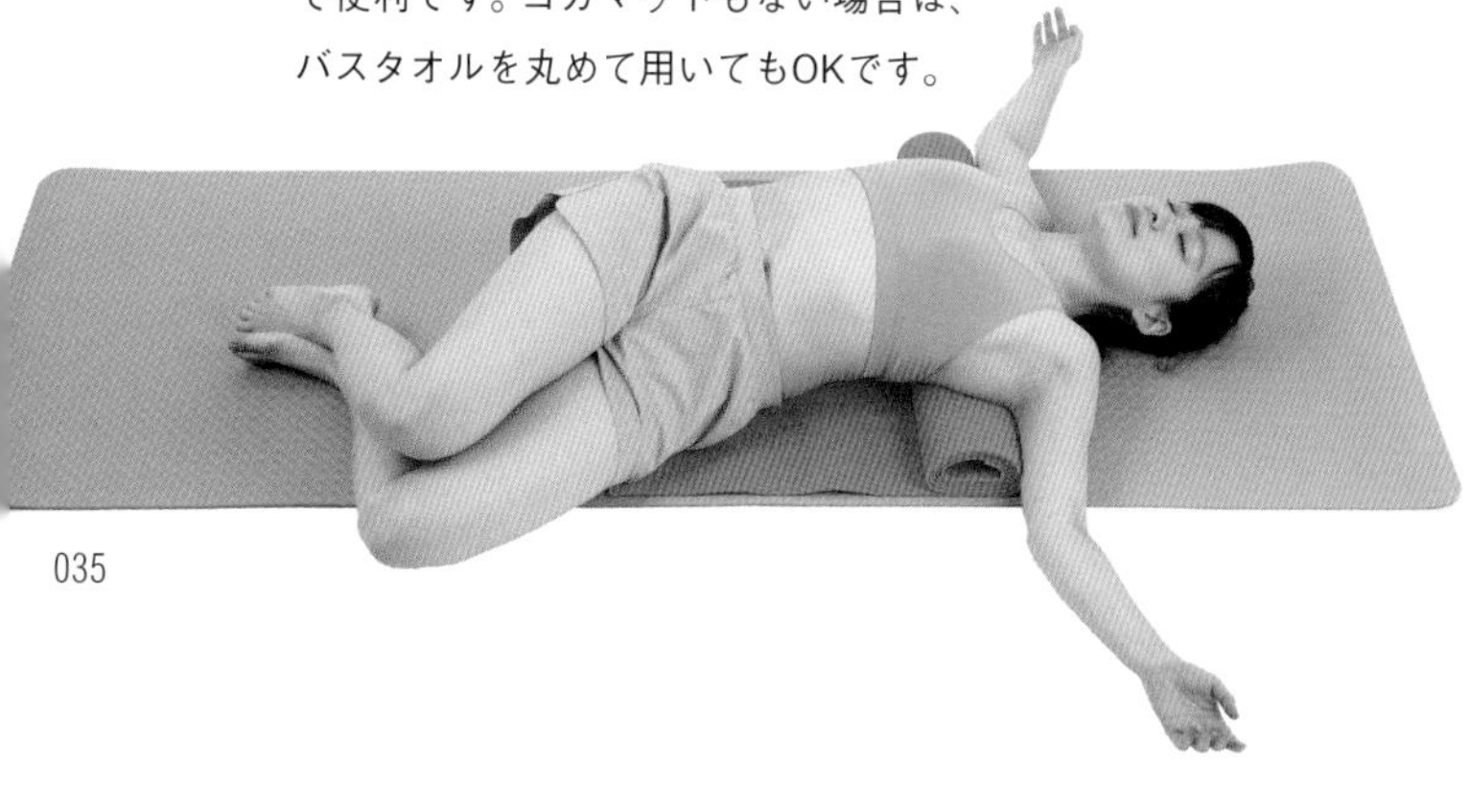

［ろっ骨ほぐしⅢ］

1 立って左右に上体を振る

視線を正面に向けて真っすぐに立ち、足は肩幅程度に開き、両腕は左右に伸ばします。この姿勢から上体を左右にゆっくりとひねりましょう。太極拳の動きのように、ゆるやかに行うことで徐々にろっ骨をほぐしていきます。

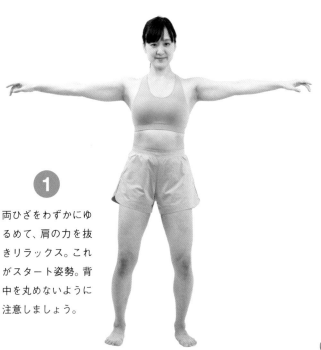

1

両ひざをわずかにゆるめて、肩の力を抜きリラックス。これがスタート姿勢。背中を丸めないように注意しましょう。

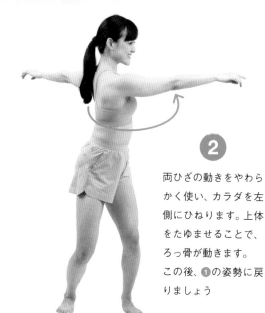

❷

両ひざの動きをやわらかく使い、カラダを左側にひねります。上体をたゆませることで、ろっ骨が動きます。

この後、❶の姿勢に戻りましょう

▼

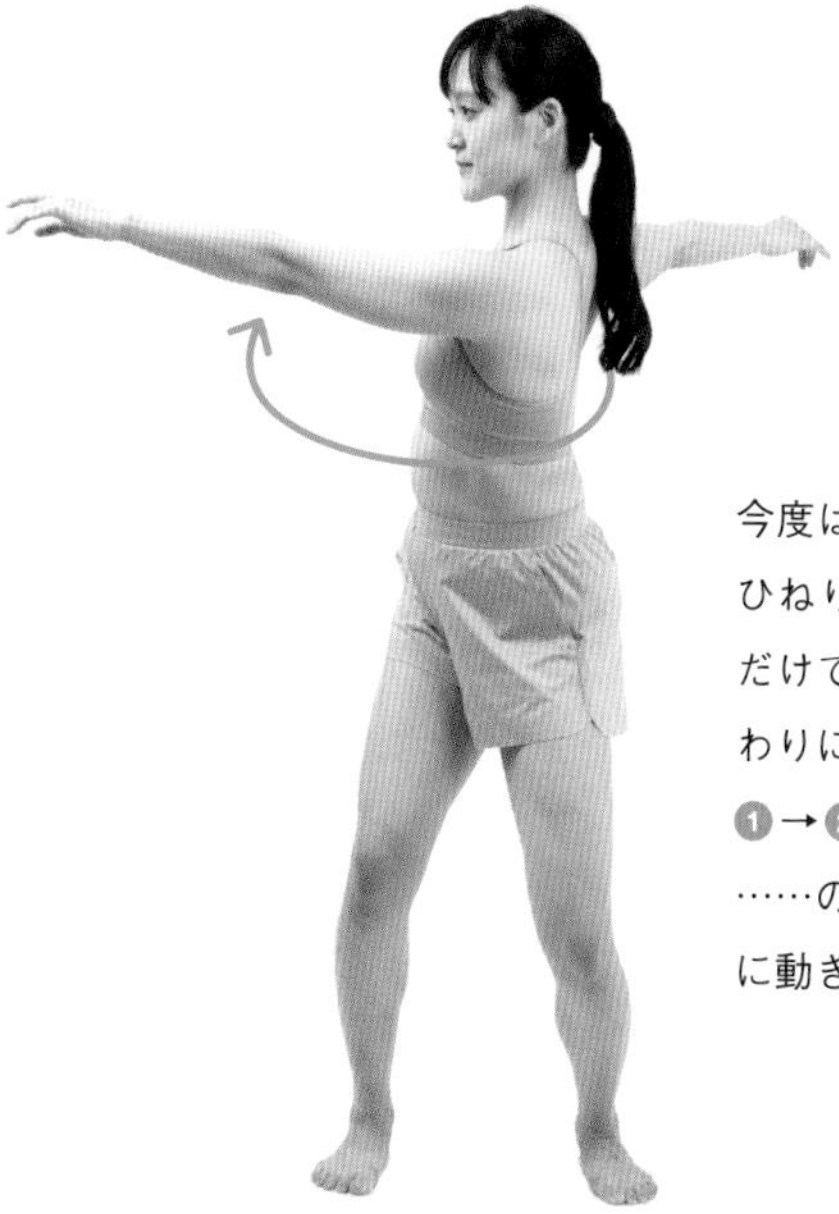

❸

今度はカラダを右側にひねります。腕を振るだけではなくろっ骨まわりに意識を置いて、❶→❷→❶→❸→❶……の順でリズミカルに動きましょう。

［ろっ骨ほぐしⅢ］

2 後方に大きく腕をまわす

1

スタート姿勢。肩の力を抜いてリラックスした状態から始めましょう。

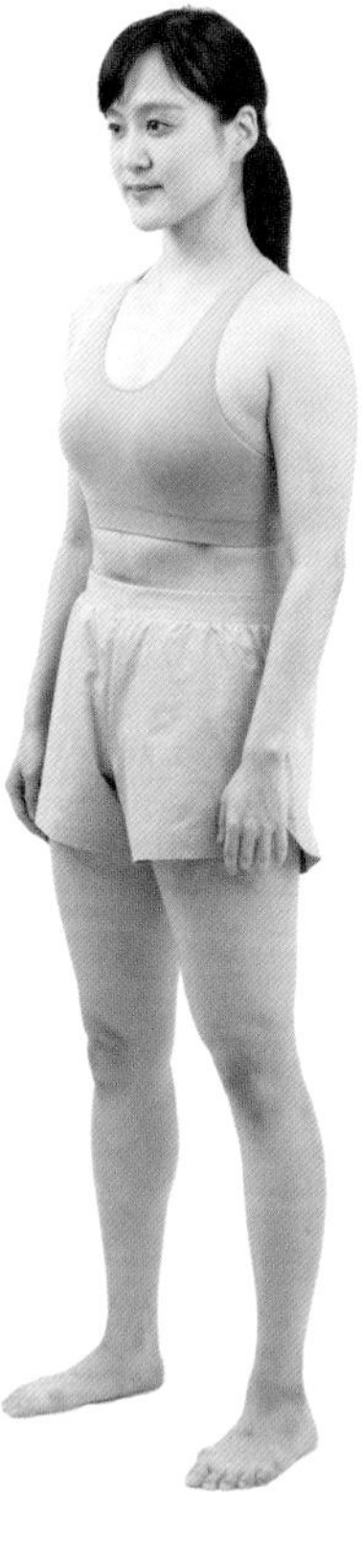

視線を正面に向けて真っすぐに立ち、足は肩幅程度に開きます。この姿勢から左腕を後方にまわしましょう。左の体側に伸びを感じると同時に、ろっ骨を動かすことができます。左右ともに行ってください。

2

ひじを伸ばしたまま、左腕を後方にまわします。背泳ぎをイメージしながらやってみましょう。左の体側をしっかりと伸ばします。

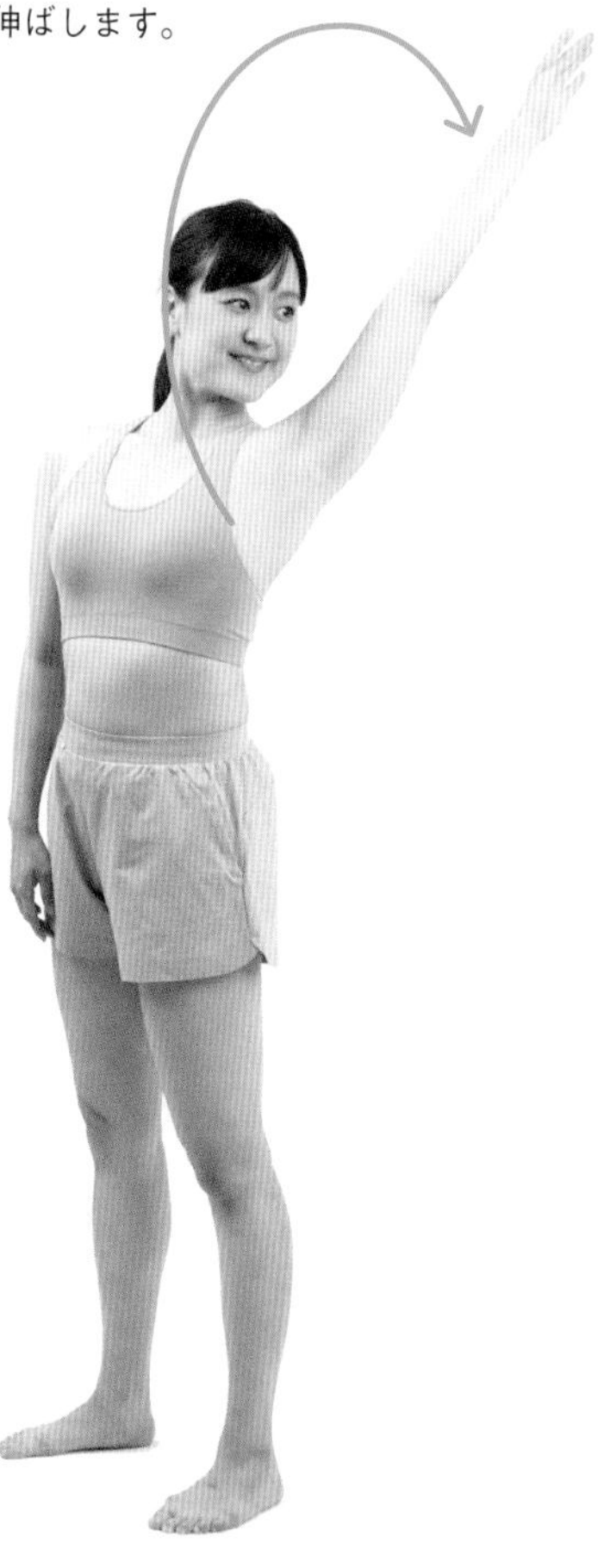

3

まわす腕の方向に視線を向けることで、上半身を動かせます。ゆっくりと大きく腕をまわしましょう。

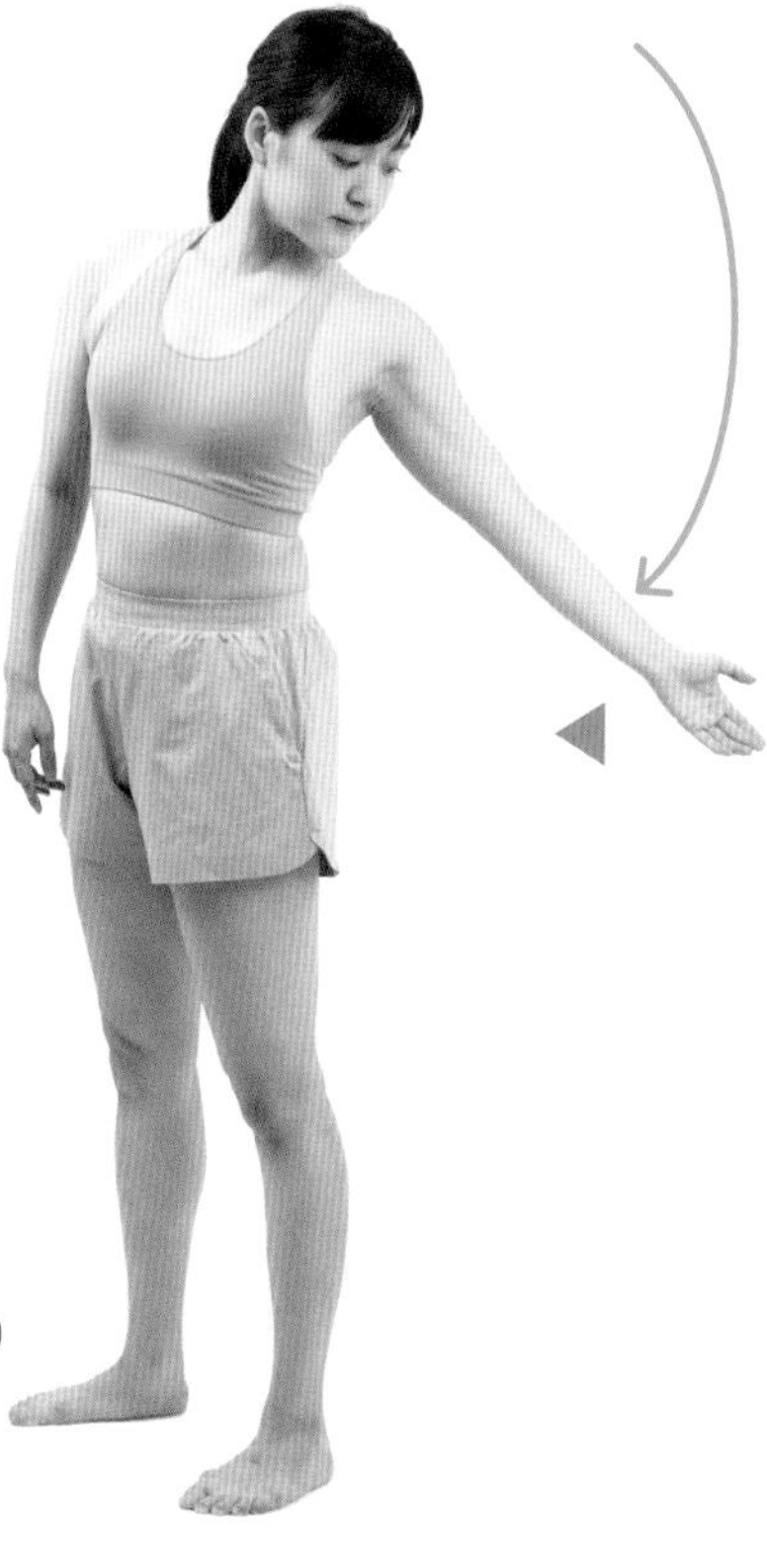

仕事の合間に

椅子に座ったままで「ろっ骨ほぐし」

仕事の合間のちょっとした「スキマ時間」にも、椅子に座ったままでろっ骨をほぐすことができます。腰痛のみならず肩こりも改善できますから、ここで紹介する２つの動きを、ぜひやってみてください。

上体左右倒し

1

両腕を頭の後ろにまわし、右手を左ひじの上にのせて組みます。視線は、正面に向けましょう。

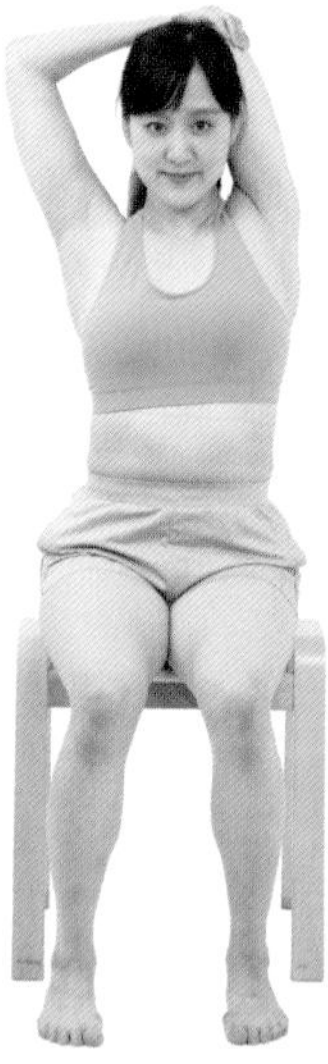

2

上体を右側へ倒します。体側の伸びと同時に、わき下の骨と骨の間が開く感覚を得てください。手を組み変えて逆も行います。

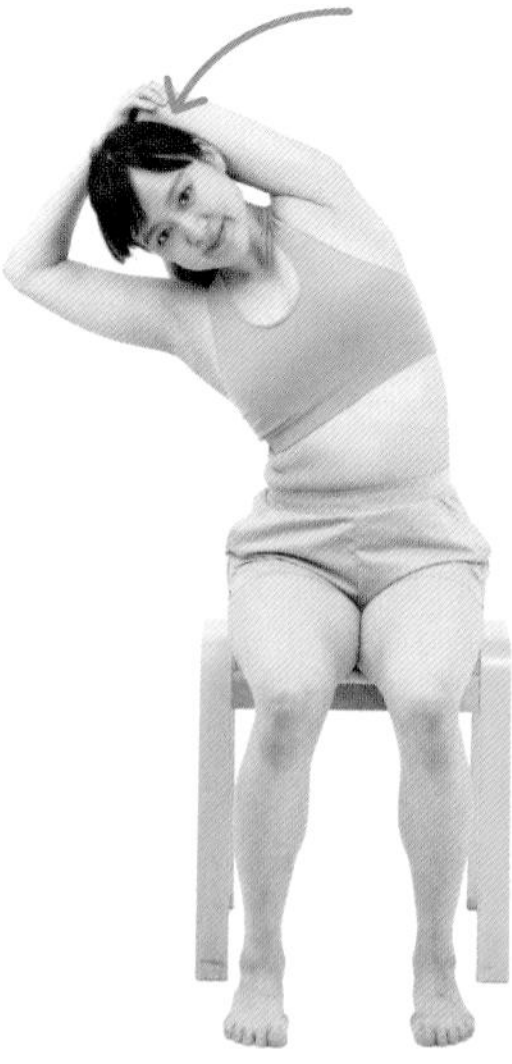

肩まわし

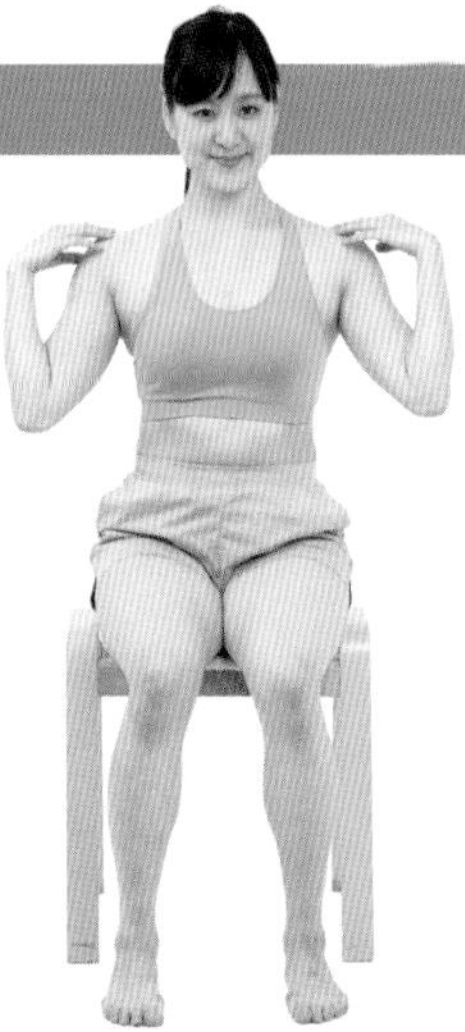

1

ひじを真横に向けて、左右の手を肩の上に置きます。視線は、正面にむけましょう。下を向くと背中が丸くなってしまうので注意してください。

▼

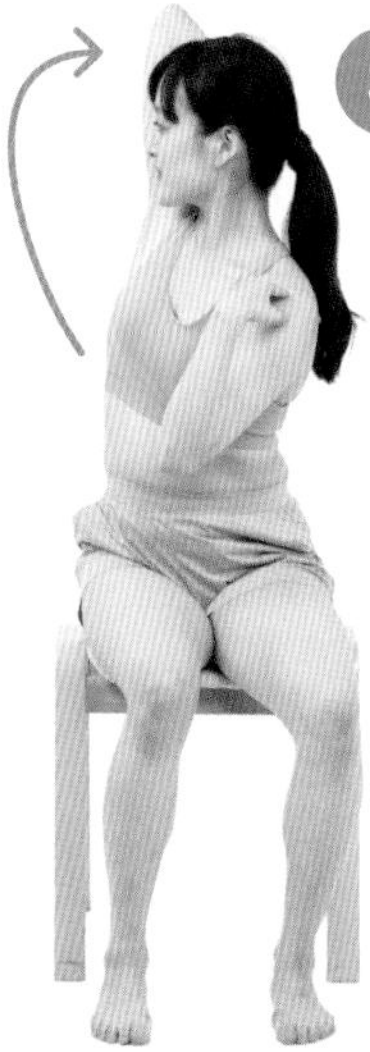

3

2

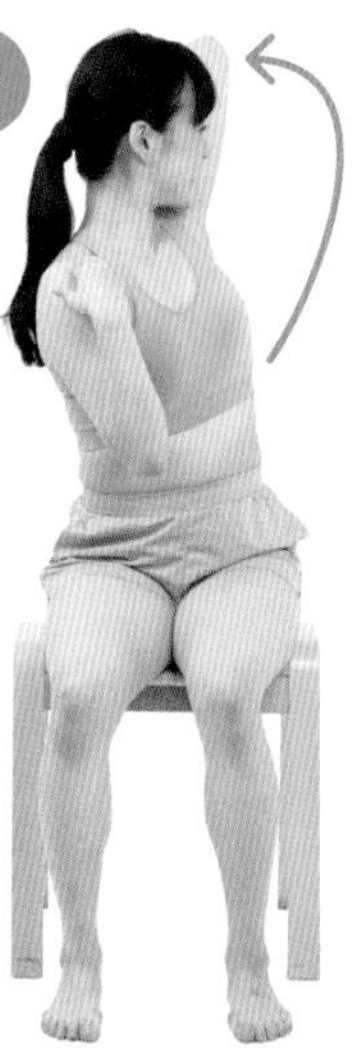

左右のひじを交互に前に出す要領で、肩をまわします。ろっ骨がたゆみ、ほぐされます。

人にしてあげる、人にしてもらう「ろっ骨ほぐし」

マットにうつ伏せに寝たパートナーの背中を押して、ろっ骨をほぐしてあげます。また、ほぐしてもらいましょう。26、27ページで紹介した「背中のマッサージ」の動きができない人には、特にオススメします。

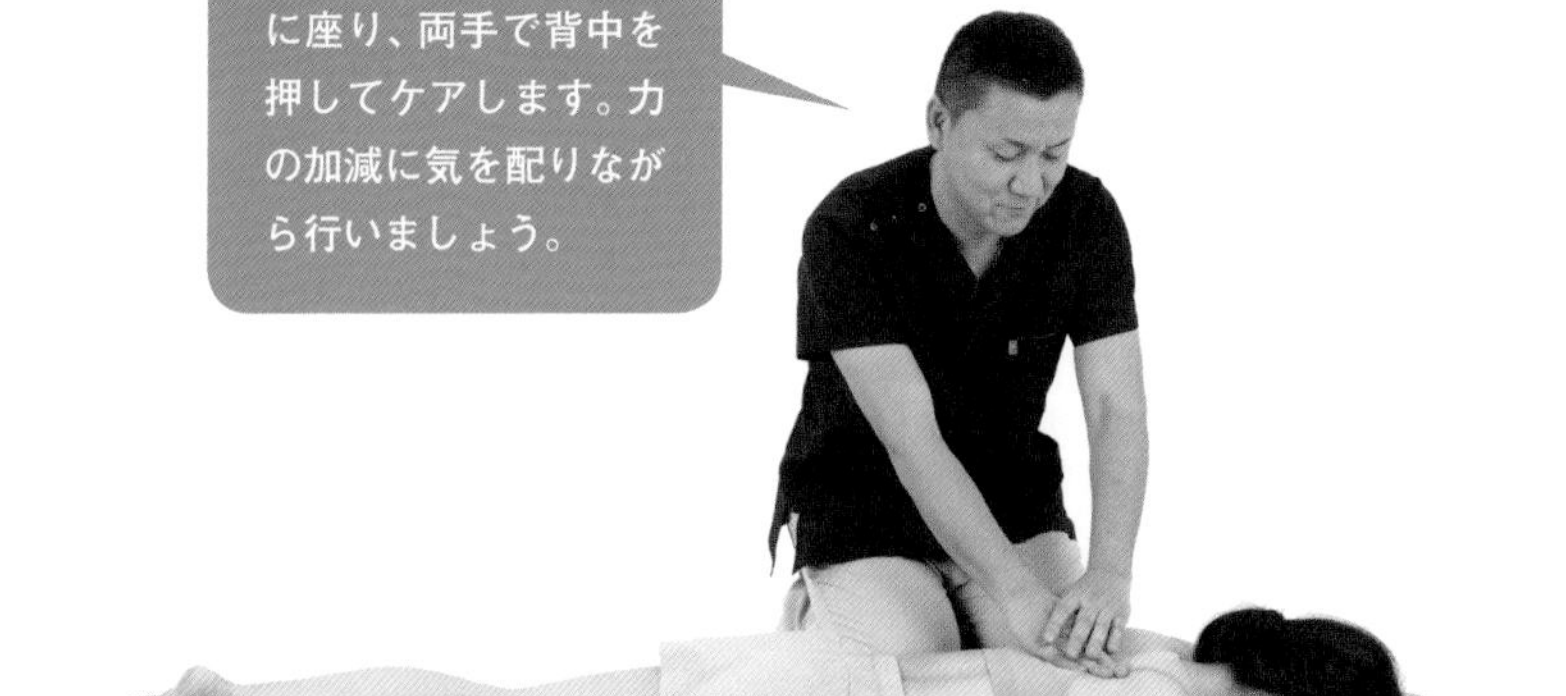

ほぐす側は、うつ伏せに寝たパートナーの横に座り、両手で背中を押してケアします。力の加減に気を配りながら行いましょう。

ほぐされる側は、全身の力を抜きマットにカラダを沈めます。

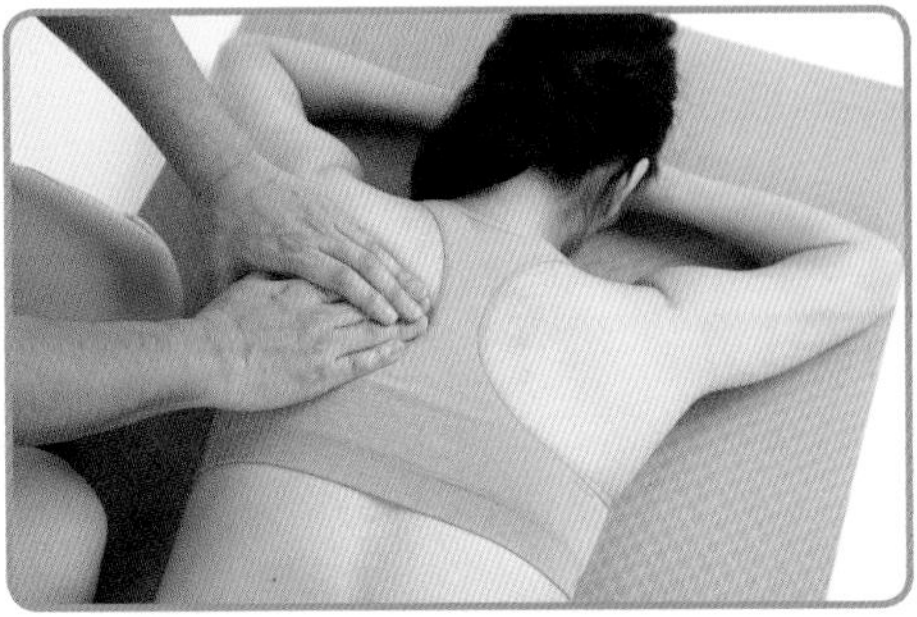

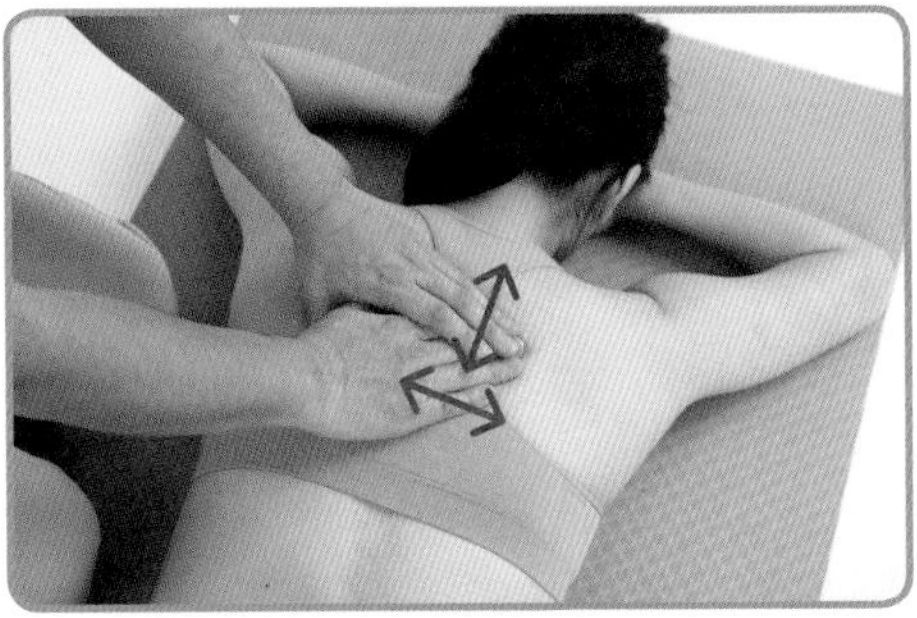

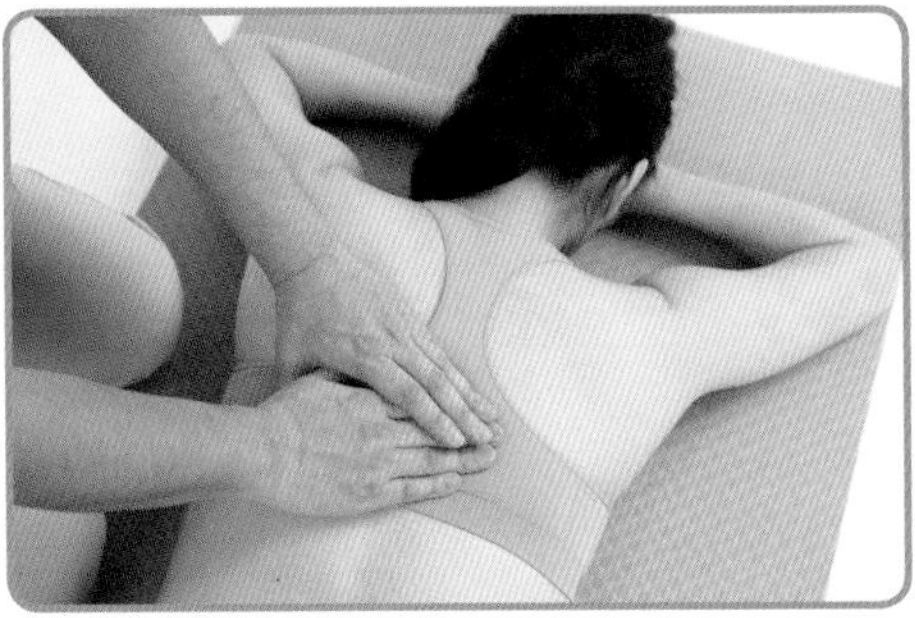

重ね合わせた両手で背中を押してマッサージします。また、さするのも効果的です。広い範囲をまんべんなくほぐし、パートナーのろっ骨まわりを柔らかくしてあげましょう。

最後にチェック!

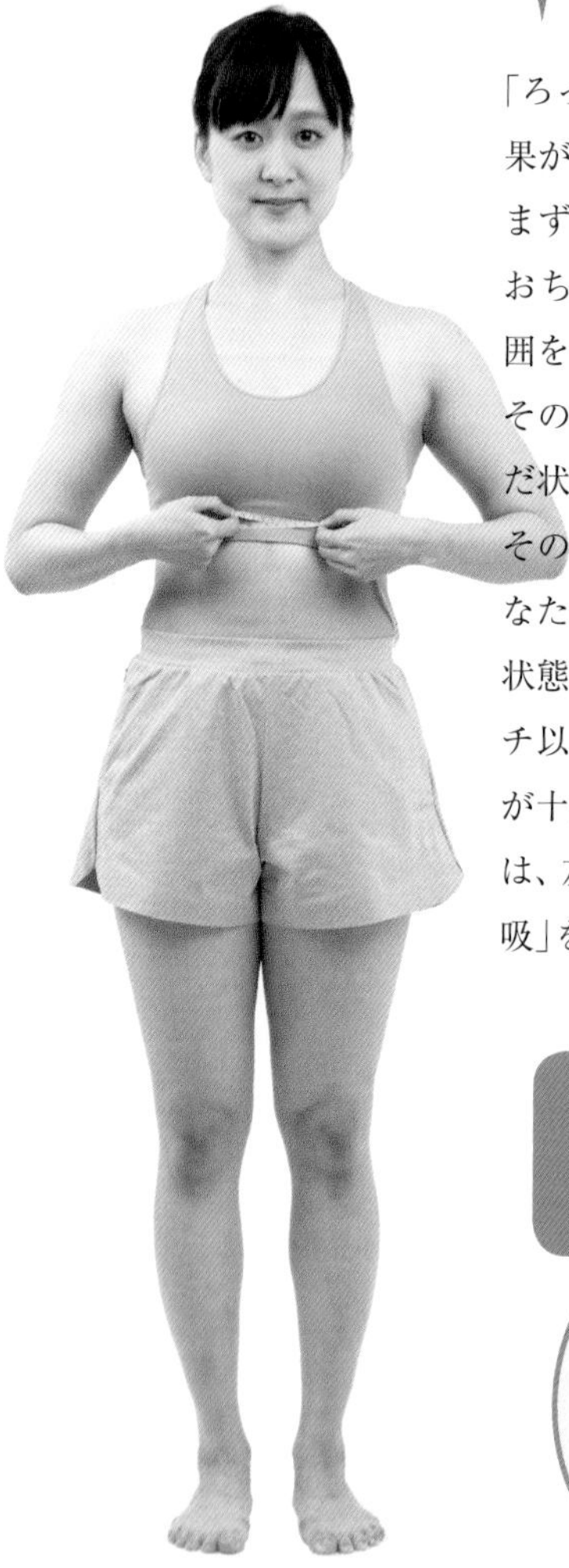

「ろっ骨ほぐし」を終えた後に、成果が出ているかどうかをチェック。まず、息を吐き切った状態でみぞおち（アンダーバスト辺り）の周囲をメジャーを使って計測します。その後、思いっきり息を吸い込んだ状態で同じ箇所を測りましょう。その差が３センチ以上あれば、あなたのろっ骨は柔らかく動かせる状態になっています。逆に３センチ以下の場合は、ろっ骨のほぐれが十分ではありません。後者の方は、左ページで紹介する「風船呼吸」をやってみてください。

計測する箇所は、みぞおちの周囲。真っすぐに立った状態で測ります。

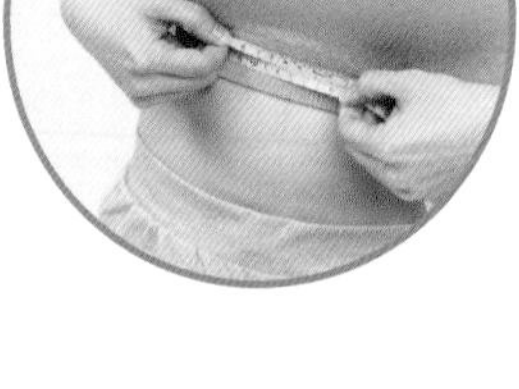

風船呼吸で
ろっ骨をふくらませてみよう！

1

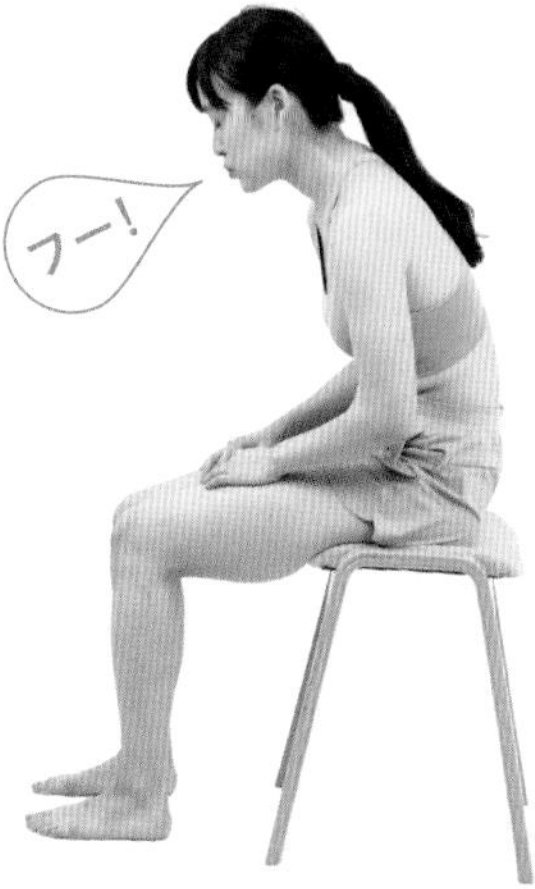

椅子に座り、自分の上半身（体幹部）を風船だとイメージします。そのうえで、風船がしぼむように、しっかりと息を吐き切ります。視線は斜め下に向け背中を丸めて思いっきりお腹をすぼめます。

2

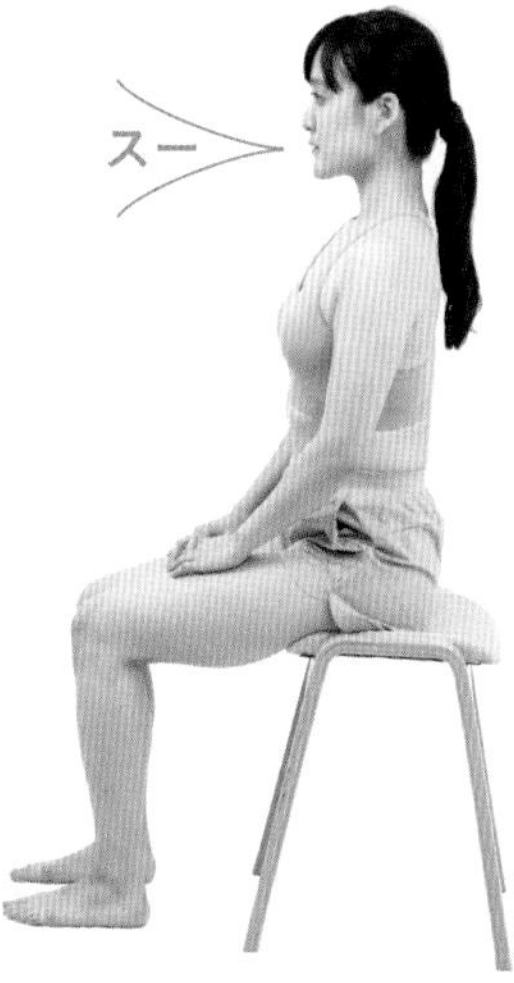

今度は、できる限り息を吸い込みます。自分が風船になったイメージで、腹部、胸部、背中に空気を満たしていきます。息を吸い込んだ状態を５秒間キープ。この風船呼吸を10回、繰り返しやってみましょう。その後で再び、みぞおちの周囲を計測してみてください。３センチ以上の差異が確認できるはずです。

全国から反響続々!!

[ろっ骨ほぐし 体験者の声]

7年間、腰痛に苦しみ続け、いくつかの病院で「**腰椎すべり症**」と診断されました。手術をススメられるも、車椅子生活を余儀なくされる可能性を示唆され私は迷いました。そんなときに「ろっ骨ほぐし」に出合ったのです。実に簡単な動きを繰り返すだけでカラダが伸びて、**痛みが消えました**。驚き、そして感謝でいっぱいです。

（60代女性・無職）

正直、ろっ骨をほぐしただけで痛みがとれるなんて**半信半疑**でした。でも、腰の痛みで3メートルも歩けなかった私が、いまは**走って泳げます**。

（70代男性・不動産鑑定士）

「椎間板ヘルニア」に悩み続けていた私が、「ろっ骨ほぐし」を始めて２カ月で健康体に。胃腸やお肌の調子が良くなったのも嬉しいです。

（30代女性・主婦）


一時的に痛みがとれても、根本的に治さなければ意味がありません。「ろっ骨ほぐし」に出合えてよかった。毎週末のゴルフがたのしみです。

（50代男性・会社経営）


１日１回、気が向いたときにろっ骨をほぐしていただけで腰痛が完治！幸せに満たされました。

（60代女性・ヨガインストラクター）

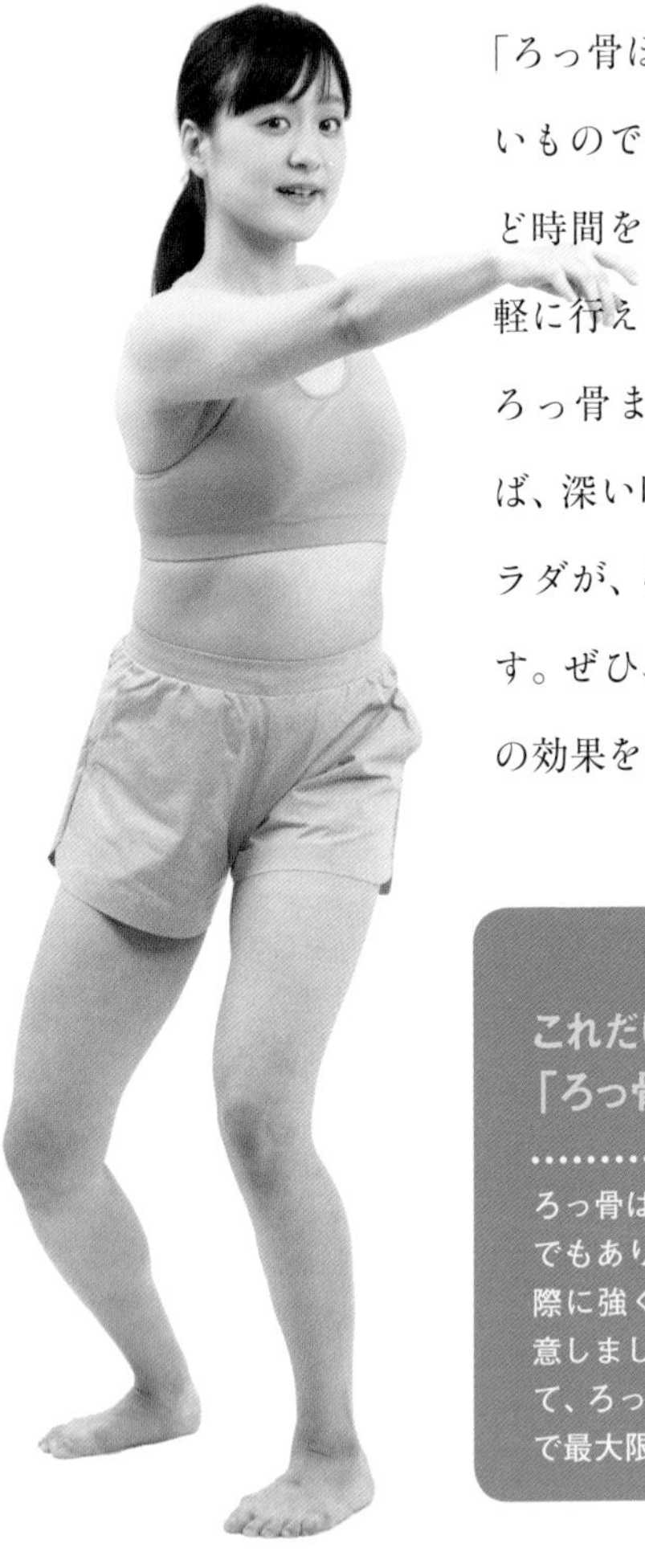

「ろっ骨ほぐし」は、決して難しいものではありません。それほど時間をかけることもなく、気軽に行えます。
ろっ骨まわりを柔らかくすれば、深い呼吸が可能になり、カラダが、そして人生も変わります。ぜひ、あなたも、この驚異の効果を実感してみてください。

これだけは気をつけよう「ろっ骨ほぐし」の注意点

ろっ骨は、傷めやすい繊細な箇所でもあります。そのため、ほぐす際に強く押しすぎないように注意しましょう。適度な刺激を与えて、ろっ骨を動かしてほぐすことで最大限の効果が得られます。

PART 2

なぜ、ろっ骨をほぐすと腰痛が治るのか

腰痛の原因は、腰にはなかった

世界の人口の1割が腰痛に悩んでいる

この本を手に取ってくださったあなたはこれまで、腰痛のせいでたくさんつらい思いをされてきたことと思います。

毎日痛みにおびえながら過ごしたり、やりたいことをあきらめたり、家族や職場に迷惑をかけていると落ち込んだり、「どうして自分だけこんな目に」と、自らの体を呪《のろ》ったことがあったかもしれません。かつての私のように。

でも、あなたは決して独りぼっちではありません。厚生労働省の調査によると、日本では2800万人の方が、じつは腰痛を抱えているのです。

また、英国医師会の報告によると、世界の人口の約9・4%の人が、腰痛に悩まされています。とくにヨーロッパ諸国やアメリカ、中東地域、アジアに腰痛は多く、米国カイロプラクティック医師学会は、アメリカで働く80％の人が腰痛と闘《たたか》ったことがあると発表しています。

つまり腰痛は、あなただけの敵ではなく、人類全体が一刻も早く克服《こくふく》しなければならない課題なのです。

そのため、世界各国の医療機関や研究機関は、しのぎを削って腰痛の研究を進めています。腰痛の克服は、人類共通の願いなのです。

そして近年の最先端の研究によって、これまで「腰痛の常識」とされていたことが次々と覆《くつがえ》ってきました。

腰痛のない人の76％に「椎間板ヘルニア」がある

日本ではいまだに「椎間板ヘルニア」や「脊柱管狭窄症」といった、画像診断によってわかる「腰の骨や神経の状態」が、腰痛の原因にされることがほとんどです。

しかし、次の2行を読めば、あなたの常識はひっくり返ります。


「まったく痛みのない人の85％に椎間板の異常がある」

「まったく痛みのない人の76％に椎間板ヘルニアがある」


これは国際腰椎《つい》学会で最優秀論文賞を受賞した医学論文の内容です。腰痛の世界では、あのノーベル賞に匹敵《ひってき》するほど信頼性の高い研究です。

このことが何を意味するかというと、

「椎間板ヘルニアと腰痛は、無関係」

という驚きの事実です。この論文以降も、「椎間板ヘルニアと腰痛は関係ない」という研究結果が相次《あいつ》いでいます。

スイスでは「椎間板ヘルニアがあっても80％の人は痛みを感じていない」という研究結果が報告されました。

アメリカには、「腰痛の症状のない20~80歳の人たちの画像診断をしたところ、90%の人に椎間板の変性が確認された」という研究報告があります。

フィンランドの研究では「腰痛と椎間板の変性に因果関係《いんがかんけい》はない」と断言をしています。

すでに、「椎間板ヘルニアが神経を圧迫して腰痛が起きる」という常識はひっくり返っているのです。

画像診断は同じなのに、痛い人と痛くない人がいるのはなぜか?

日本で推定240万人いる脊柱管狭窄症についても同様のことがいえます。脊柱管狭窄症とは、「背骨(脊椎《せきつい》)の内側の管(脊柱管)が狭くなり、その中を通っている神経(脊髄《せきずい》)が圧迫されて起きる腰痛」です。

「脊柱管が狭い」という原因が本当に正しいのならば、脊柱管を広げる手術をすれば痛みがとれるはずです。実際、そのような手術がされています。

しかし、手術が成功しても、痛みがとれなかったり、そのときは痛みがとれたのに、後日に悪化・再発することが多くあります。

私の治療院にも、手術をしたのに痛みがぶり返し、助けを求めて来られる方はあとを絶ちません。

どうしてこのような事態になるのでしょうか。

それは、**脊柱管狭窄症もまた、ほとんど腰痛の原因ではない**からです。

なぜなら、同じように脊柱管が狭くなっている人でも、ある人は痛みに苦しみ、ある人はまったく痛みを感じていない事例が数多くあります。


歳をとれば誰でも、レントゲンやＭＲＩで腰の画像を撮れば、何かしらの骨の変化が見つかります。長年、重力の負担に耐えて体を支えてきた背骨に変形が見られるのは、自然なことなのです。

試しに、整形外科の医師に、腰痛のない人のＭＲＩ画像を見てもらうとしましょう。

するとすべての医師が、その人に痛みがあるか痛みがないか判断できないはずです。

なぜなら、画像診断と痛みは、無関係だからです。

腰痛の85%は、原因不明なのに診断名をつけられている

もちろん、すべての画像診断を否定するわけではありません。ごくまれにですが、腰痛の中には悪性腫瘍《しゅよう》や解離性大動脈瘤《かいりせいだいどうみゃくりゅう》などが原因で発症する、命にかかわる腰痛があるからです。私は整形外科医の仕事は、このような重篤《じゅうとく》な疾患《しっかん》を見逃さないことだと考えております。

手術もすべては否定しません。歩くのが困難であったり、尿もれなどの排泄《はいせつ》障害がある場合の腰痛は、あきらかにヘルニアや骨が、神経を強く圧迫することで起きている腰痛だからです。外科的手術が必要になります。

ただし、これらの腰痛は、腰痛全体のたった3%です。

「それなら私の腰痛の原因は、いったい何なんだ！」と思われるでしょう。

今のところ現代医学が出している結論は、「腰痛の人の85％は原因不明」です。

「そんなことはない！　私は脊柱管狭窄症だ」

たしかに画像を見れば、脊柱管狭窄症なのだと思います。しかし、脊柱管が狭くなっているだけで、それが痛みの原因なのかは誰にもわからないのです。

ガッカリさせてしまったでしょうか。

ですが、原因がわからないからといって、腰痛が治らないわけではありません。

ここでいう「原因不明」とは、医学的な画像やデータで明確に表れる原因です。

私は自らの腰痛の原因を突き止め、完治させることに成功しました。また長年の治療の現場で、1万人近くの患者さんの体を施術し、9割以上の患者さんの腰痛を治してきました。

その経験から、どんな腰痛患者さんにも共通する「根本的な原因」を突き止め、「根本的な治療法」を生み出すことができたのです。

腰痛の元凶は、「腹圧の弱さ」と「隠れ酸欠」

「腹圧の弱さ」と「隠れ酸欠」が痛みの犯人

腰痛の原因――それは、「腹圧の弱さ」と「隠れ酸欠」にあります。

病院での診断名は人それぞれですが、みなさん共通して腹圧が弱く、そして、全身が酸欠状態になっています。詳しく解説していきましょう。

「腹圧」とは、その名の通り、お腹の中の圧力のことです。

試しに今、お腹を膨《ふく》らませてみてください。お腹まわりを外側に向かって圧力がかかっているのを感じられるかと思います。お腹の前側はわかりやすいですが、じつは背中側や横腹、下方に向かっても体内に圧が加わっています。これが腹圧です。

腹圧が弱いと、体幹のバランスが崩れ、腰にダメージを与えてしまいます。

これが腰痛の根本的な原因の一つです。

いわば、腰は攻撃される被害者であり、腹圧の弱さが痛みを引き起こす犯人であるといえます。

手術やブロック注射などで、被害者である腰そのものを治療しても痛みがとれなかったのは、犯人である「腹圧の弱さ」が放置されているからなのです。

また、腹圧が弱いということは、深い呼吸をすることができないということでもあります。そうなると肩で息をする浅い呼吸になってしまいます。

浅い呼吸が常態化すると、脳を含めた全身の細胞が「隠れ酸欠」状態になってしまいます。この「隠れ酸欠」も、腰痛を慢性化、悪化させる犯人の一人です。

痛みが発症して、慢性化していくメカニズムはこれから詳しく解説していきます。

ろっ骨が固いと、腹圧が弱り、隠れ酸欠になる

ではなぜ、腹圧は弱くなってしまうのでしょうか。そもそもお腹の中の圧力を強くする方法なんてあるのでしょうか。

一つだけ腹圧を鍛《きた》える方法があります。それは「呼吸」です。

先ほどお腹を膨らませた際、あなたは無意識に息を大きく吸い込んでいたのではないでしょうか。

息を大きく吸い込み、大きく吐き出さないと、腹圧を強めることはできません。

つまり、深くて大きな呼吸が日常的にできれば、腹圧はどんどん鍛えられていくわけです。

呼吸は意識的に変えられるものですが、じつは「ある部分」が固まっていると、自力で深い呼吸ができなくなります。

ある部分とは、すなわち、ろっ骨まわりの筋肉のこと。

ろっ骨には、10を超える呼吸と関連する筋肉が密接にかかわっていて、これらの筋肉がガチガチに固まっていると、横隔膜《おうかくまく》（肺とお腹を隔《へだ》てている筋肉の膜《まく》）が上下に動かず、どうしても浅い呼吸になってしまうのです。

「ろっ骨ほぐし」によって、ろっ骨まわりの筋肉を柔軟にすれば、ムリなく深い呼吸ができるようになります。その結果、痛みの大敵である「隠れ酸欠」も解消されます。

鈴木大地以降のスイマーに腰痛が激減した理由

腹圧と腰痛のかかわりを示す興味深い例があります。

1988年のソウルオリンピックの水泳背泳ぎで金メダルをとった鈴木大地さんは、オリンピックを目指していた20歳のころ、原因不明の腰痛が発症。3ヶ月にわたって寝たきりの状態が続いたそうです。

当時は「泳げば治る」の一点張りで、腰痛はどんどん悪化。引退の二文字も頭によぎったとのこと。

そんな鈴木さんの腰痛を治したのが、チューブなどを使用した体幹トレーニングでした。

体幹を安定させるインナーマッスル（体の深部にある筋肉）は、ろっ骨をほぐして、腹圧を高めることで、強化することができます。すると体のバランスが整い、腰への負担が軽減し、腰痛が改善するのです。

鈴木大地さんは、日本のスイマーで初めて本格的にインナーマッスルのトレーニングを取り入れ、腰痛を克服。そして見事、金メダルを獲得しました。

以降、腹圧を強化して体幹を安定させるトレーニングは、水泳界の常識となり、腰痛になる選手は減ってきたそうです。

一流アスリートは、ろっ骨が柔らかい

フィギュアスケートの浅田真央さんも、慢性的な腰痛に悩まされていました。

しかし、深い呼吸により腹圧を高め、体幹を安定させたことで腰痛は解消されたといわれています。

またスキージャンプの高梨沙羅選手は、正しい姿勢を保つために、横隔膜を大きく動かす呼吸法を取り入れているそうです。


ろっ骨が固くなると、横隔膜が動きづらくなり、肺が大きく膨らみません。**深い呼**

吸ができるトップアスリートは、ろっ骨の柔軟性に富んでいるのです。

ちなみに横隔膜を大きく動かす呼吸法は、メジャーリーガーの前田健太選手やフェンシングの太田雄貴さんも取り入れていました。


私たち現代人は、仕事や人間関係のストレスに絶えずさらされています。

また、スマホやパソコンの普及によって、前かがみの姿勢になることが多く、ろっ骨が縮こまった猫背の人が増えています。

そして、便利な交通機関のおかげで、昔の人よりも歩く時間が大幅に減っています。

これらはすべて、ろっ骨を固まらせる原因です。その結果、ふだんの呼吸が浅くなって、腹圧が弱まり、日常的に腰に負担がかかってしまっているのです。

「ろっ骨ほぐし」をすれば、一流アスリートたちと同じように、ろっ骨が柔らかくなり、ふだんから深い呼吸ができるようになります。

すると、鈴木大地さんや浅田真央さんと同じように、安定した体幹を手に入れて、腰痛を克服できるのです。

「ろっ骨ほぐし」で腰痛が改善する理由 1

腹圧強化で腰へのダメージが軽減する

腰痛が生まれたのは、人類が二足歩行を始めてから

腰痛は、人類が二足歩行を始めてから生まれた病気です。人類の祖先はもともと、他のほ乳動物と同様に四足歩行をしていたので、骨格や筋肉のつくりは四足歩行用のものでした。

しかし、人類は、進化の過程によって二足歩行を始めます。

人類の進化は急速だったため、私たちの骨格や筋肉には、四足歩行時のなごりがあります。それは、骨盤が水平から約30度前方に傾《かたむ》いていることです。

もし完全な「二足歩行用」の骨格があるとすれば、骨盤は地面と水平で、その上に垂直の背骨がのっていたほうが、体のバランスがとれて合理的な構造といえます。

でも、私たちの骨格はそうなっていません。骨盤が傾いているため、体幹のバランスが崩れやすく、そのしわ寄せで腰に負担がかかり、腰痛になってしまうのです。

南アフリカのグンダ村には腰痛が存在しない

あるテレビ番組で、南アフリカ共和国のグンダ村には腰痛の人が一人もいないと紹介されていました。2000人の村人全員が「腰痛にならない」と回答したのです。

その理由は、村人たちはみな、腰椎や骨盤についている腸腰筋《ちょうようきん》などのインナーマッスルが発達しており、骨盤が安定して、人類として「正しい姿勢」を保持できているからです。黒人のアスリートもインナーマッスルが発達しているため腰痛になりにくいといわれています。

腰痛になる人は、骨盤が後傾して猫背になっているか、極端に骨盤が前傾して反《そ》り腰になっていることがほとんどです。いずれも腹圧が弱く、インナーマッスルが使われていないため、体のバランスが崩れてしまっています。人類として「間違った姿勢」になってしまっているのです。

ちなみに体幹を支えるインナーマッスルには他にも、お腹の横側にある腹横筋《ふくおうきん》、骨盤を支える骨盤底筋、背骨に沿った多裂筋《たれつきん》などがあります。

ろっ骨が柔らかければ、「正しい姿勢」が手に入る

インナーマッスルを鍛える、と聞くと、筋トレを思い浮かべる方もいらっしゃるかもしれません。

ですが、腰痛を治すためにハードなトレーニングは必要ありません。

深い呼吸によって腹圧を高めれば、体幹を安定させるインナーマッスルが自然と強化されます。

なぜなら、**呼吸によって上下する横隔膜はインナーマッスルと連動していて、横隔膜が大きく動けば動くほど、インナーマッスルは勝手に鍛えられていく**からです。

つまり、深い呼吸をするだけで、腹圧が高まり、インナーマッスルが鍛えられ、その結果、「正しい姿勢」を手に入れることができます。

深い呼吸をするためには、「ろっ骨ほぐし」で、ろっ骨まわりの筋肉を柔軟にする必要があります。**ろっ骨まわりの筋肉がカチカチに固まっていると、どんなにがんばっても、理想的な深い呼吸をすることができない**からです。

脳は常に体のバランスを保とうとする インナーマッスルが弱いと、腰がダメージを受ける

私たちの体は、立ったり、座ったり、歩いたりといった動作をするための構造をしています。人類が二足歩行を始めたころは、まだ農耕が始まっておらず、長時間歩いて獲物を探す生活をしていました。

それゆえ、インナーマッスルが発達しており、当時の人類には腰痛はなかったと推

測できます。もともと私たちの体は、長時間歩くことを前提とした構造をしているのです。

ですが現代人は、圧倒的に運動量が減り、インナーマッスルが退化し、人類として「間違った姿勢」で暮らしています。体を支えるインナーマッスルが弱いと、ろっ骨まわりの筋肉が固くなり、猫背や反り腰などの「間違った姿勢」になってしまいます。その結果、腰に負担がかかって腰痛になるのです。

私たちの脳は神経を通して、筋肉や関節に指令を送っています。そのおかげで、私たちは動くことができます。

さらに最新の研究では、筋肉や関節からも、脳に向けて自らの位置情報をフィードバックするセンサーがあることがわかってきました。

つまり脳と筋肉や関節は、互いに情報を常時やりとりしているわけです。

脳の最大の目的は、各部位の負担軽減ではなく、人間が人間として活動できるように、全体のバランスをとること。そのため、インナーマッスルが弱まっていると、脳は別の部位に負荷をかけて、バランスを保とうとします。それが腰へのダメージとなるのです。

「ろっ骨ほぐし」によって、腹圧を高め、インナーマッスルを鍛えてあげれば、脳は腰に負担を課す必要がなくなります。その結果、腰痛が和らいでいくのです。

「ろっ骨ほぐし」で背中をゆるめれば、腰はさらに楽になる

「ろっ骨ほぐし」は、体幹を安定させるためだけに力を発揮するわけではありません。

腰痛になる方の多くは、ろっ骨まわりの筋肉の中でも、とくに背中側の筋肉（脊《せき》柱《ちゅう》起《き》立筋《りつきん》）が緊張しています。

すると脳は、背中の筋肉が請け負うべき負担を、腰の筋肉が代理で請け負うよう指令を送ります。

その結果、腰へのダメージが倍増して、腰痛が発症するのです。

「ろっ骨ほぐし」は、このパターンにも対応します。

「ろっ骨ほぐし」によって、背中の筋肉を直接ゆるめれば、脳は腰に負担を課す必要がなくなります。

すると、**腰には一切なんの施術をしなくても、腰痛は改善していく**のです。

このように「ろっ骨ほぐし」は、インナーマッスルや背中の筋肉など、腰痛の原因となっている筋肉をまとめてほぐすことで、腰痛を撃退していきます。

これまで「腰そのものの治療」しかしてこなかった方は、ろっ骨まわりの筋肉が緊張している可能性が非常に高いです。

ぜひ、「ろっ骨ほぐし」を始めてみてください。

血流不足が、腰痛を引き起こす

筋肉は緊張して固くなると、〝痛み物質〟をため込んでいく

腰の筋肉への負担が増えていくと、筋肉は緊張して固くなっていきます。柔軟だった筋肉にコリやシコリが生まれると、毛細血管の血流が悪くなります。

毛細血管には細胞に栄養や酸素を届けたり、老廃物を回収する重要な働きがあるのですが、血流が悪くなると老廃物が筋肉にたまってしまい、それが「発痛物質」という痛みの原因物質に変わるのです。

これまでの腰痛治療は、「神経の圧迫」にこだわるあまり、筋肉へのダメージを軽視しすぎていました。原因不明とされる腰痛のほとんどは、間違った姿勢により慢性的に腰へのダメージが続いていることや、浅い呼吸によって筋肉への血流が不足し、酸欠状態になり、老廃物がたまっていることにあったのです。

ろっ骨が固いままの呼吸は血流量を減らす

呼吸によって動く横隔膜の周囲には、自律神経が集中しています。自律神経は、脳から指令を受けなくても、独自に機能している人体の生命維持装置です。

食べものを消化するぞ！　と意識しなくても勝手に消化されていくのは自律神経のおかげです。自律神経には、体温調節や腸内環境のバランス調整、免疫《めんえき》などさまざまな役割がありますが、じつは**血流をコントロールしているのも自律神経**なのです。

自律神経は、活動的なときに働く「交感神経」と、リラックスしたときに働く「副交感神経」の二つで構成されています。この二つのバランスがいいと、全身にたっぷり血流を送り届けることができます。

自律神経は本来、意識的に変化させることはできないのですが、一つだけダイレクトにコントロールできる方法があります。

それが「呼吸」です。

呼吸は、自律神経の支配下にあります。そのため、横隔膜の周囲には自律神経が集中しています。だから、無意識に呼吸できるのです。

一方で、呼吸は私たちが意識的にコントロールできるものです。深い呼吸により、横隔膜の運動を大きくすると、自律神経のバランスが整い、血流量がアップすることがさまざまな研究でわかっています。

「ろっ骨ほぐし」で、深い呼吸を手に入れることは、血流アップという視点からも、腰痛を改善することにつながるのです。

手術や整体で腰を治療し、一時的に痛みがとれても、ろっ骨が固いまま呼吸をしていたら、血流不足によって、慢性化や再発の危険性があります。

根本的に腰痛を治したければ、ろっ骨をほぐして、血流をアップさせることが大切です。

ろっ骨まわりの筋肉を固まらせる原因を解消しよう

運動不足や加齢、ストレスがろっ骨を固まらせる

腰痛改善のカギとなる「ろっ骨」が、なぜ固くなってしまうのか。その原因をひもといていきましょう。

まず、運動不足が挙げられます。前述したように、人間の骨格や筋肉は、長時間歩くことを前提としたつくりとなっています。そのため、ウォーキングを含めた運動習慣のない方は、インナーマッスルが弱り、猫背、または反り腰になってしまいます。するとろっ骨まわりの筋肉に負担がかかり、固くなってしまうのです。

また、加齢によっても筋肉の柔軟性は落ちてしまいます。ストレッチなどをすると、若い頃に比べて柔軟性が落ちたことを実感できると思います。ふだんの生活ではあまり意識することのない、ろっ骨まわりの筋肉も同じように固くなってしまいます。

ストレスも、ろっ骨まわりの筋肉を固まらせる大きな原因です。ストレスには自律

神経のなかの「交感神経」を高める働きがあります。交感神経が高まると、血管が収縮して、血流が減少します。

筋肉の柔軟性は、血流量が大きくかかわっているため、ストレスが多い生活をしていると、筋肉はガチガチに固くなってしまいます。とくに自律神経の影響を受けやすい横隔膜や、ろっ骨まわりの筋肉はストレスに弱いといえるでしょう。

同じ姿勢で座りっぱなしが多い人はさらに危険

オフィスや自宅で、椅子《いす》に座る時間が長い方は、さらにろっ骨が固まりやすくなっています。椅子に座っていると、どんなに気をつけていても、つい猫背になりがちです。もともと腹圧が弱い方だと、背筋を伸ばすのは大変です。

人間の体はラクな体勢を無意識に求めていきますので、どんどん猫背になってしまいます。連動して、ろっ骨まわりの筋肉も固くなってしまいます。

また、同じ姿勢で椅子に座るのは、腰へもダイレクトにダメージを与えます。起立時にかかる腰への負担を100とすれば、猫背で椅子に座っているときの負担は185になるという実験があります。

ふだん座っている時間が長い人は、最低1時間に一回は立ち上がり、体を動かすことが腰痛を予防するうえで大切です。

とはいっても、運動習慣のない人が突然運動をはじめるのは大変ですよね。ストレスのない生活をしろといっても難しいのが現実です。

そんな人こそ、ぜひ「ろっ骨ほぐし」を生活に取り入れてほしいと思います。「ろっ骨ほぐし」なら、運動をしなくてもインナーマッスルを鍛えられます。**横隔膜が動き、自律神経が整うので、ストレス解消にもなります。**

座りっぱなしの時間が多い人は、自宅やオフィスで「ろっ骨ほぐし」をしてみてください。猫背が改善されて姿勢がよくなり、腰痛の不安も解消されます。

筋トレやストレッチで
腹筋を刺激しても、
腹圧が弱ければ意味がない

腹筋を鍛えているボディービルダーはなぜ腰痛になってしまうのか

ここで、腹圧と腹筋の違いについて整理しておきましょう。

まず、腹筋と腹圧は、まったくの別物です。

腹筋は、目に見える筋肉（アウターマッスル）と、目に見えない筋肉（インナーマッスル）にわけられます。ボディービルダーの人は筋肉がムキムキで、一見体幹がしっかりしていそうですが、あの姿はアウターマッスルが強化されているわけです。

一方、インナーマッスルは文字どおり、内側から体を支える役割をしています。そのため、筋肉ムキムキのボディービルダーでも、インナーマッスルが弱い人は腰痛になってしまうのです。

す。吸って、吐いて、の動作によって、腹圧を高めれば、インナーマッスルを鍛えることができます。目に見えて筋肉が増えたことを確認することはできませんが、「ろっ骨はぐし」をして深い呼吸になれば、あなたの体幹は、筋肉ムキムキのボディービルダーよりも、しっかりあなたの体を支えてくれるようになります。

腹圧は、息を吸い込んだときに、お腹から外に向かってかかる圧力のことをいいま

スタンフォード大学スポーツ医局も「腹圧」を最重要視

世界中の頭脳が集まるスタンフォード大学のスポーツ医局も、「腹圧」を高める呼吸法を取り入れています。

スタンフォードといえば、エリート大学のイメージが強いですが、じつは所属するスポーツ選手も超エリート揃い。全米大学スポーツランキングで23年連続総合1位。２０１６年のリオデジャネイロオリンピックでは27個のメダルを獲得した、世界最強

のアスリート集団です。

なかでもスポーツ医局は、アスリートたちのコンディショニングを担当する部署です。アスリートの疲労回復や腰痛などのケガの予防のために、腹圧を強化する呼吸法を取り入れています。

この呼吸法を取り入れてから、飛躍的にアスリートのコンディションがよくなり、最高のパフォーマンスを発揮できるようになったといいます。

繰り返しますが、腹圧を強化するには、ろっ骨まわりの筋肉を柔らかくしなければなりません。

「ろっ骨ほぐし」は、世界の最先端研究に基づいた、画期的な腰痛改善メソッドといえるでしょう。

「ろっ骨ほぐし」で腰痛が改善する理由 2

深い呼吸で脳の「隠れ酸欠」を解消

日本の長寿職業第1位は僧侶。その理由は？

国勢調査を読み解くと、平均寿命が長い職業の第一位は、お坊さんだそうです。韓国のデータでも、宗教家の平均寿命が一番長いとのこと。

たしかにイメージ的にも、お坊さんは長生きの印象がありますよね。

魚や野菜中心の食事や、長年の修行によって心が安定しているなど、いくつか理由を想像できますが、何よりも私は呼吸法によるところが大きいのではないかと考えています。


禅で瞑想《めいそう》するときには、とてもゆっくり呼吸をします。ゆっくり息を吐き、ゆっくり息を吸う深い呼吸です。これを毎日の習慣にしているため、副交感神経が刺激され、血流がアップ。さまざまな不調を遠ざけ、長寿を実現しているのではないでしょうか。

1日2万回以上している呼吸の質で、腰の状態は大きく変わる

ここまで主に整形外科的な視点から、「ろっ骨ほぐし」がいかに腰痛治療に有効かひもといてきました。まとめると、

・椎間板ヘルニアや脊柱管狭窄症は、ほとんど腰痛の原因ではない
・筋肉や関節への負担やダメージ、血流不足が腰痛を引き起こしている
・「ろっ骨ほぐし」で、正しい姿勢を手にすれば、筋肉や関節への負担が減る
・腹圧を高める、深い呼吸で、インナーマッスルが鍛えられ腰痛が改善する
・深い呼吸は、血流をアップさせ、筋肉のダメージを修復する

ということになります。

しかし、「ろっ骨ほぐし」の効果は、整形外科的に腰痛を改善するにとどまりません。むしろこれから解説する**「痛みと脳の関係」において、「ろっ骨ほぐし」は、大きな効果を発揮する**のです。

呼吸は、1日に平均2〜3万回もしています。呼吸の浅い方（1分間に25回以上呼吸する人）だと、1日に3万6千回もしている計算になります。私たちの生命活動の根幹にかかわる機能です。にもかかわらず私たちは、無意識にできてしまう呼吸を、健康について考えるとき、ついおざなりにしてしまいます。

呼吸は脳の機能に大きな影響を与えます。

腰痛治療では、整形外科的な視点はもちろん必要ですが、それと同じくらい脳も大切です。なぜなら、**腰の痛みを感じているのは、腰ではなく、脳**だからです。

浅い呼吸が誘発する、脳の「隠れ酸欠」は痛みの大敵

階段を上ると息切れする。
ちょっと買い物に出かけるだけで、すぐ息苦しくなる。
不安やストレスを感じやすくなった。

そんな症状のある方は、日ごろから呼吸が浅くなっている可能性が非常に高いです。
人は呼吸によって酸素を体内に取り入れていますが、浅い呼吸をしていると、血流が悪くなり、取りこんだ酸素をスムーズに細胞に届けることができなくなってしまいます。

その結果、脳を含めた全身の細胞が知らず知らずのうちに「酸欠状態」になってし

まう恐れがあります。

ろっ骨が固いまま呼吸していると、脳への血流が減り、酸素不足になって、脳の機能が正常に働かなくなってしまう危険があります。

驚くべきことに脳は、簡単に誤作動を起こします。痛みの原因はすっかり治っているのに、脳が勝手に「痛い！」と勘違いしてしまうことがあるのです。

次ページより、「脳と痛みの関係」を詳しく解説していきましょう。

「隠れ酸欠」で、脳が誤作動を起こす

脳は存在しないはずの痛みまで感じてしまう

画像診断で、同じ椎間板ヘルニアや脊柱管狭窄症があるのに、痛くない人と痛い人がいるのはなぜか？

それは、それらが痛みの原因ではないのと同時に、脳の機能が大きく関わっています。

そもそも痛みは、患部ではなく、脳で感じるものです。

「幻肢痛《げんしつう》」という現象があります。これは、病気や事故で手や足を失った方が、ないはずの手足が痛みだす症状のことです。足を切断したにもかかわらず、その足先に痛みを感じてしまうのです。

なぜこうしたことが起きてしまうのかというと、脳内の痛みに関わる部分が誤作動を起こしているからだと考えられています。

この例が示すように、「痛み」というものは整形外科的な治療だけでは対処できないほど奥深いものなのです。

脳には「痛みをしずめる働き」が備わっている

脳には「痛みを感じる働き」とともに、「痛みをしずめる働き」が備わっています。専門的には、脳の「側坐核《そくざかく》」「DLPFC（背外側面前頭前野）」などが、痛みをしずめる働きをしています。

椎間板ヘルニアがあるのに痛みを感じる人と感じない人がいるのは、この「痛みをしずめる働き」が正常に機能しているか否かなのです。

もしあなたが、腰には何の異常もないのに、手術をして治したのに、まだ痛みが続いていたとすれば、側坐核など痛みをしずめる働きが弱っている可能性があります。

このような事態を引き起こす要因は、扁桃体という脳の部位が誤作動を起こしているからです。

扁桃体は、腰に痛みの原因がないにもかかわらず、はじめに体感した痛み（筋肉へのダメージや、関節、神経、骨）を記憶しており、患部が治ったとしても、そのときの恐怖から、相変わらず「痛い！　痛い！」と騒いでしまうくせがあるのです。

すると、側坐核など痛みをしずめる働きが弱まってしまい、いつまでたっても腰痛が治らなくなってしまうわけです。

腰痛の人は脳の血流量が少ない

なぜ、脳はこのように誤作動を起こしてしまうのでしょうか。

最新医学では、その理由がだんだんと明らかにされています。

アメリカのノースウェスタン大学で、腰痛の人と健康な人の、脳の血流量を調べる研究がされました。すると、**腰痛の人の脳は、健康な人に比べて、脳の血流量が少ない**ことがわかったのです。

また同大学では、腰痛の人と健康な人の、痛みをしずめる部位（側坐核）の活性度についての研究も行われています。それぞれに痛みの刺激を与えると、腰痛の人は側坐核が活性化せず、健康な人は側坐核が活性化していることがわかりました。

ここからわかるのは、腰痛の人は、脳の血流不足によって、「痛みを感じる働き」が誤作動を起こし、「痛みをしずめる働き」が弱まっている、ということです。

脳の「隠れ酸欠」を解消すれば、痛みはウソのように消えていく

脳の血流不足によって、脳は酸欠状態に陥ります。

脳に酸素がたっぷり行き届かなければ、脳は正常に働かず、ストレスもたまっていきます。ストレスはさらなる血流不足を生み出し、脳にはますます酸素が行き届かず、痛みをしずめる機能はさらに弱まり、いつまでたっても腰痛が治らなくなってしまうのです。

この悪循環《あくじゅんかん》を断ち切るのが、「ろっ骨ほぐし」です。

「ろっ骨ほぐし」をすれば、血流がアップし、脳にたっぷり酸素が行き届きます。すると、「痛みを感じる働き」と「痛みをしずめる働き」が正常に戻り、**腰痛はウソのように消えていく**のです。

私の治療院でも、「ろっ骨ほぐし」を始めてすぐに、腰痛が消えてしまった方がいます。

このように「ろっ骨ほぐし」は、腹圧を高める整形外科的なアプローチと、脳の血流量を増やす脳科学的アプローチの両面から、あなたの腰痛を治していきます。ぜひ実践して、痛みのない生活を取り戻してほしいと切に願います。

骨折以外でも話題になりたい！

もう影が薄いなんて言わせない！

ろっ骨クイズQ&A［レッスン1］

骨の中でも影の薄い存在・ろっ骨。
その不思議な骨が実はどれだけ大切な存在だったのか、クイズを通して知ろう！（複数回答可）

Q1 なぜろっ骨は、お腹を守っていないの？

①お腹を攻撃されても、生き延びられるから

②お腹にろっ骨があると、うまく呼吸できないから

③お腹にろっ骨があると、胃が膨らまないから

Q2 次の中で、ろっ骨はどれ？

①カメの甲羅

②ワニの背中

③カニの甲羅

Q3 なぜろっ骨は、折れやすいの？

①影が薄いから

②呼吸をするから

③骨が細いから

⇒答えは124ページ

PART 3

簡単にできて、すぐに効果を実感！「ろっ骨ほぐし」こそ最高の腰痛対策

「ろっ骨ほぐし」なら一生続けられる！
腰痛しらずの体を手に入れよう！

「ろっ骨ほぐし」は、動きが簡単で覚えやすい！

ここからは、PART1で紹介した「ろっ骨ほぐし」について、その特徴やメリットを紹介していきましょう。

まず大きな魅力は、動作が簡単で覚えやすいことです。腰痛のための体操やストレッチは、動作が複雑で覚えることに精一杯なものが少なくありません。

体の動かし方ばかり気になって、肝心の筋肉がほぐれていない方が数多く見受けられます。

その点「ろっ骨ほぐし」は、治療院にいらっしゃるご高齢の方にも、一回やったらすぐに覚えられた、と好評です。

疲れない！　痛くない！　気持ちいい！

「ろっ骨ほぐし」は、ストレッチに比べて、疲れや痛みを感じにくいのも特徴です。ストレッチをすると、かなりの疲労を感じないでしょうか。また、そのときは気持ちいいと思っても、毎日となると億劫《おっくう》になってしまいます。

痛みについても同様で、腰痛の患者さんは筋肉が固まっていますので、ストレッチでゆるめるのはかなりの重労働になります。

「今日もストレッチしなきゃ……」というストレスもかかります。ストレスは痛みの大敵です。ストレスを感じながらストレッチをするのは、逆効果になる可能性もあります。

「ろっ骨ほぐし」は、ろっ骨まわりの筋肉をほぐすセルフマッサージです。**固まって**

しまった筋肉を労《いた》わるような気持ちでほぐすと、その気持ちよさに病みつきになる人も少なくありません。

また、「ろっ骨ほぐし」には、寝転がってできる方法もあります。患者さんの中には、あまりに気持ちよくて、テレビを見ながら1時間もされている方もいます。

どこでもできる！　お金がかからない！

「ろっ骨ほぐし」には、「立って」「座って」「寝転がって」する、さまざまな方法があります。そのため、シチュエーションに合わせて、**自宅でも職場でも、気が向いたときに**できます。自宅ではお風呂に入った後に行うのがオススメ。温熱効果とあわせて、筋肉がゆるゆるになります。

全種類をやっていただくのがオススメですが、今日はコレ、といった風に、その日の気分によって選んでやるのもいいでしょう。

患者さんには、それぞれの腰の状態に合わせて、より気持ちいいと感じるものを重点的にやってもらっています。

また、器具などのお金が一切かからないのも魅力的です。ストレッチ用のマットをお持ちでなければ、カーペットや畳の上、床に大きめのバスタオルを敷いて行っていただいてもかまいません。

腰痛の患者さんは、病院代や整体代など、これまで何かと治療費がかさんでしまったかと思います。

経済的な不安がストレスになって、痛みが治らないことも考えられます。経済的なストレス減という視点からも、「ろっ骨ほぐし」は腰痛に有効なのです。

すぐに効果を実感！　だから一生継続できる！

そして何と言っても、痛みが和らぐので、続けるのが楽しくなります。

早い人だと、始めて2、3日で、数年苦しんでいた腰痛がすっきり消えてしまった方もいます。

通常のストレッチだと、痛みがとれると止めてしまう方が多いのですが、「ろっ骨ほぐし」は、気持ちいいという特典がありますので、腰痛予防として続けることが苦もなくできます。

PART6で紹介しますが、「ろっ骨ほぐし」は、腰痛だけではなく、さまざまな不調や病気を撃退できる健康法でもあります。

ぜひ、「ろっ骨ほぐし」をあなたの健康を守る切り札とされてください。

「ろっ骨」と「呼吸筋」を知って、ほぐすポイントをつかむ

郵便はがき

切手を お貼りください

105-0003

（受取人）

東京都港区西新橋2-23-1
3東洋海事ビル
（株）アスコム

腰痛を治したけりゃ
ろっ骨をほぐしなさい

読者　係

本書をお買いあげ頂き、誠にありがとうございました。お手数ですが、今後の出版の参考のため各項目にご記入のうえ、弊社までご返送ください。

お名前	男・女	才
ご住所　〒		
Tel	E-mail	
この本の満足度は何％ですか？		％
今後、著者や新刊に関する情報、新企画へのアンケート、セミナーのご案内などを郵送またはeメールにて送付させていただいてもよろしいでしょうか？ □はい　□いいえ		

返送いただいた方の中から**抽選で5名**の方に
図書カード5000円分をプレゼントさせていただきます。

当選の発表はプレゼント商品の発送をもって代えさせていただきます。

※ご記入いただいた個人情報はプレゼントの発送以外に利用することはありません。

※本書へのご意見・ご感想およびその要旨に関しては、本書の広告などに文面を掲載させていただく場合がございます。

●本書へのご意見・ご感想をお聞かせください。

ご協力ありがとうございました。

まずは、ろっ骨に対するイメージを変えよう

あなたは「ろっ骨」と聞いて、どんなイメージを持ちますか？

腰痛に苦しんでいたころの私は、「ろっ骨は肺を守っている骨」「胸の下側にある、触ると『骨』だと感じる部分」というイメージがありました。

もちろん、人体構造的に、ろっ骨がもっと広範囲に及んでいることは知っていましたが、日常生活の中で、自分のろっ骨が、胸の上からお腹の横まで及び、さらには背中側までぐるりと肺を取り囲んでいることを意識することはありませんでした。

ろっ骨は、胸、背中、お腹の横に及ぶ、広範囲の骨なのです。

このイメージを持つと、中にある肺のイメージも変わってきます。

ふだん私たちは呼吸するとき、胸の前側で呼吸していると感じないでしょうか？

これが、浅い呼吸になる要因の一つです。

ろっ骨が背中やお腹まで囲んでいると意識すると、肺も背中やお腹まで大きく膨らむイメージを持つことができます。

これが、正しい深い呼吸のイメージです。

ろっ骨まわりの筋肉について知ろう

ろっ骨は左右あわせて24本あり、すべてが背骨につながっています。また24本のろっ骨の間には、すべてに肋間筋《ろっかんきん》という筋肉がついています。

肺は自ら収縮することができません。だから私たちは呼吸するとき、肋間筋など呼吸するための筋肉（呼吸筋）の力で、ろっ骨を膨らませたり縮めたりして、呼吸しているのです。

呼吸筋は10種類以上ありますが、これらはすべてが目に見えないインナーマッスルです。

浅い呼吸を続けていると、呼吸筋が刺激されず、気づかないうちにガチガチに固まってしまいます。すると、さらに浅い呼吸になる悪循環に陥ります。

それを断ち切るのが、「ろっ骨ほぐし」です。

「ろっ骨ほぐし」は、肋間筋などの呼吸筋をほぐし、呼吸する力を高めていきます。

呼吸が深くなれば、腹圧が強くなり、体幹を安定させるインナーマッスルが強化されます。同時に、全身と脳の隠れ酸欠が解消して、痛みを緩和します。

また、背骨とつながっているろっ骨には、脊柱起立筋や肩甲骨まわりの筋肉など、腰へのダメージの元になる筋肉があるため、そこも同時にほぐしていきます。

このように**「ろっ骨ほぐし」は、腰痛にかかわるさまざまな要因を一気にターゲットにする**ため、9割以上の方の腰痛を改善できたのです。

これほど効率のよいメソッドは他に見当たらないでしょう。

ろっ骨の固さをチェックしてみよう

次の項目で2つ以上に当てはまる人は、かなりろっ骨が固くなっています。

□猫背
□首が前に出ている
□深呼吸しても息が入りにくい
□大きな声を出せない
□緊張すると呼吸の回数が増える
□疲れやすい、疲れが残る
□イライラしやすい
□階段を上るとき、息切れする

□冷え症がある
□ぐっすり眠れない
□ささいなことで不安になる

また、以下の方法でも、あなたのろっ骨の固さがチェックできます。
①立った状態で、両手で、横腹のろっ骨を両サイドからつかむように手を当てる
②息を思いきり吸い込む

このとき、次の状態だと、ろっ骨が固くなっています。
・ろっ骨があまり動かず、肩が上がる
・横に広がるが、背中側はあまり動かない

ベストな状態は、前にも、横にも、背中にも、ろっ骨が広がるようになることです。
「ろっ骨ほぐし」を続けて、柔らかいろっ骨を手に入れましょう。

「ろっ骨ほぐし」でユルユルに
筋肉別の効果効能を紹介！

【ターゲット❶】肋間筋

「ろっ骨ほぐし」でまずターゲットにするのが、肋間筋です。前述したように、肋間筋はろっ骨とろっ骨の間にある筋肉。お腹の横、胸の上部と下部、背中側にあるろっ骨に手の平や拳《こぶし》を置いて、撫《な》でまわすように筋肉のコリをほぐしていきます（詳しいやり方はPART1参照）。

肋間筋をほぐせば、ろっ骨が動きやすくなり、深い呼吸ができるようになります。深い呼吸によって横隔膜が大きく動けば、インナーマッスルが鍛えられたり、自律神経が整って血流がアップします。

【ターゲット❷】脊柱起立筋

脊柱起立筋は、背骨に沿って、背中から腰まで伸びる大きな筋肉です。背中側のろっ骨につながる部分が固いと、その負担が腰に及ぶことになります。

なので、背中の脊柱起立筋をほぐせば、腰の脊柱起立筋の負担を減らすことができます。

脊柱起立筋は、とくに寝転がってする「ろっ骨ほぐし」でユルユルになります。患者さんの間でも、「頭の上のほうに体が伸びているようで気持ちいい」と好評です。

［ターゲット3］大胸筋・肩甲骨まわりの筋肉

大胸筋《だいきょうきん》は胸部を広範囲に覆《おお》っている筋肉です。背中の肩甲骨まわりには僧帽筋《そうぼうきん》や菱形筋《りょうけいきん》など、肩甲骨の可動域にかかわる筋肉が集まっています。

大胸筋やその深部の肋間筋、肩甲骨まわりの筋肉が固いと、姿勢が前傾して、猫背になりやすくなります。その結果、腰へのダメージを増加させてしまうので、これらの筋肉をほぐして、正しい姿勢を身につけることが大切です。

踊るような体操タイプの「ろっ骨ほぐし」で、これらの筋肉は一気にゆるまります。

［ターゲット4］インナーマッスル（腹横筋、骨盤底筋）

「ろっ骨ほぐし」をして、深い呼吸になれば、腹圧が高まります。すると、腹横筋、骨盤底筋といった、体幹を維持するためのインナーマッスルが鍛えられます。骨盤のゆがみも、インナーマッスルの柔軟性が上がることで矯正《きょうせい》されていきます。

「ろっ骨ほぐし」で、「腹圧強化」と「隠れ酸欠」解消が実現！

ここまで難しい筋肉の名前がたくさん出てきましたが、これらを覚える必要はまったくありません。とにかく、胸や背中、お腹にある、ろっ骨まわりの筋肉をほぐせば、さまざまな角度から腰痛を改善することができるのです。

真っ先にほぐすべき部位は、腰ではなく、ろっ骨なのです。なかなか痛みがとれないときも、このことは覚えておいてください。

腰痛はストレスも大きな要因です。楽しみながら「ろっ骨ほぐし」を続けていただければと思います。

「ろっ骨ほぐし」のあとは、「風船呼吸」をしてみよう

「胸式」と「腹式」、本当にいい呼吸はどっち？

「ろっ骨ほぐし」を続ければ、自然と深い呼吸ができるようになります。

しかし、腰痛の症状が重い方は、ろっ骨が相当固くなっているため、なかなか深い呼吸ができないのも事実です。ここからはそんな方のために、深い呼吸を手にするためのちょっとしたコツをお伝えしたいと思います。

ちまたではよく「胸式呼吸」が浅い呼吸で、「腹式呼吸」が深い呼吸だと思われています。しかし、一概にそうとは言えません。

そもそも**「胸式」と「腹式」を別物として考えるから、「腹式呼吸のほうが健康にいい」というような勘違いが生まれてしまう**のです。

呼吸をすれば、胸と背中が膨らみます。それと同時に横隔膜が下がり、内臓を押し、押された内臓は骨盤部分で吸収されます。

骨盤部分に収まらなかった内臓が、お腹を膨らませているのです。今、あなたがしている呼吸はこのようになっています。

つまり、「胸式＋腹式」呼吸です。お腹のふくらみには個人差があります。それは内臓や骨、筋肉の大きさが違うからです。

基本的に、**今している自然な呼吸のしかたを崩す必要はありません。**無理に「腹式」を意識してお腹を膨らませると、胸や背中部分が膨らまず、結果として充分な酸素が行き届かなくなってしまいます。

逆に無理に「胸式」を意識して（という方はあまりいないと思いますが）胸を膨らませると、今度はお腹に圧力がかからない、つまり腹圧を鍛えられません。

だから、「普通」がいちばんなのです。

また、骨格的に男性は腹式呼吸をしやすく、女性はしにくい傾向にあります。当然個人差もあります。

だから、「私の呼吸のしかたでいいのか」と悩む必要はありません。ふだんの生活では、あなたのいちばん「普通」にできる呼吸をベースにすればいいのです。それがあなたの骨格に合った呼吸法です。

「ろっ骨ほぐし」を続ければ、だれでも深い呼吸になっていくので、そこは安心していただければと思います。

しかしそうは言っても、「ろっ骨ほぐし」を続けているけど、本当にろっ骨が柔らかくなって、深い呼吸になってるのだろうかと不安に思う方もいるでしょう。

そんな方は、次の方法でチェックすることができます。

ろっ骨がほぐれているか、簡単にチェック！

まず、メジャー（巻き尺）を用意しましょう。メジャーをお持ちでない方は、1メートルくらいの長さの紐《ひも》を用意してください。ビニール紐でも、麻紐でも、体に巻ける紐なら何だってかまいません。

その紐を、胴体のみぞおち（アンダーバスト）部分に、ぐるりと一周させて巻きます。スキマができないようにピッタリ巻き付けます。

次に、胸の前で、ちょうど紐が交差する部分にペンで印をつけます。交差している部分の両方の紐に印《しるし》をつけてください。

そして、大きく息を吸い込んでみましょう。

このとき、印と印が、3～5センチ程度離れたら合格です。ろっ骨がほぐれ、深い呼吸ができ、肺に充分な酸素が行き渡っている証拠です。

あまり動かなかった、あるいは1、2センチしか動かなかった場合は、あなたのろっ骨はまだ固いままのようです。

そんな方は、「ろっ骨ほぐし」を継続するとともに、次に紹介する「風船呼吸」を行っていただければと思います。

大きな風船が収縮するイメージで呼吸する

風船呼吸のやり方を紹介しましょう。

まず、ろっ骨の中にちょうど収まる風船を頭にイメージしてみてください。それがあなたの肺です。ろっ骨は先に述べたとおり、胸からお腹の横、背中に及ぶとても広い範囲にわたっています。そこに収まるくらいの風船をイメージしましょう。

次に、口から息をゆっくり長く吐きだします。時間を数える必要はありません。無理のない程度で、あなたがゆっくりだと感じる吐き出し方をしてください。

すると、体の中の風船は小さくしぼんでいったはずです。このとき、お腹に軽く力が入っているのが感じられると思います。体内のインナーマッスルが刺激されています。このとき背中は軽く丸まった状態です。

吐ききったら、今度は鼻からゆっくり息を吸いましょう。吸いながら背筋を伸ばしていきます。吐き出す時間よりもやや短めで大丈夫です。新鮮な酸素を風船の中に送り込むイメージです。すると、風船はどんどん大きくなり、**それにあわせてろっ骨がどんどん広がっていくのが感じられる**でしょう。風船が前後左右上下に均等に膨らんでいくイメージです。

これを繰り返すのが、「風船呼吸」です。風船のイメージを持つことで、呼吸が胸側に偏らず、背中やお腹まで酸素を満たすことができます。

背中を丸めながら息を吐き、背筋を伸ばしながら息を吸う風船呼吸をすると、腹圧の存在をわかりやすく感じられると思います。

ご自身の呼吸が浅いと感じる方は、「ろっ骨ほぐし」のあとに、10回程度の風船呼吸をしてみるといいでしょう。

はじめたその日から痛みが和らいで、頭もスッキリ！

「ろっ骨ほぐし」によって体のすみずみにまで酸素を送り届けると、はじめたその日からすぐに痛みが和らいでいきます。そんな馬鹿な！と思う方こそ、ぜひやってみてください。驚きますよ。

これは単純な話で、たとえば小指をタンスにぶつけて激痛が走ったとき、だれでも無意識に深い呼吸をして痛みを和らげています。それと同じことを、慢性的な腰痛でもするわけです。

「ろっ骨ほぐし」を始めると、頭がスッキリしているのを感じられるでしょう。脳の血流がアップして、隠れ酸欠が解消しているからです。そのおかげで、脳の「痛みをしずめる働き」も活性化します。

「ろっ骨ほぐし」を武器にして、人類の敵「腰痛」を撃退しましょう！

ろっ骨クイズ Q&A［レッスン 1］答え

Q1 の答え

①お腹を攻撃されても、生き延びられるから
②お腹にろっ骨があると、呼吸できないから

解説 ろっ骨がなければ、心臓や肺が傷ついて命を失いかねません。一方、お腹にある内臓が攻撃を受けても、心臓や肺が傷つくよりかは命を失うリスクは下がるため、ろっ骨の守備範囲から外れたのでしょう。また、仮にろっ骨がお腹まで囲んでいたら、横隔膜が動かず、うまく呼吸することができなくなります。人が生きるための合理的な構造といえるでしょう。

Q2 の答え

①カメの甲羅

解説 実はカメの甲羅はろっ骨が進化して変形したものです。人間はろっ骨によって心臓や肺などの生命維持に重要な臓器を守っていますが、カメは緊急時に頭から足まで、全身を甲羅（ろっ骨）の中に隠して、命を守っているんですね。ちなみにワニの背中は皮膚から進化した皮骨《ひこつ》、カニの甲羅は石灰化した外皮でできています。

Q3 の答え

②呼吸をするから

解説 ろっ骨は心臓や肺を守りつつ、呼吸もサポートしなければいけないからです。肺は自分では伸び縮みすることはできません。ろっ骨と横隔膜が伸縮運動をすることで、肺は膨らむことができます。だからこそ、一定の強度で大切な臓器を守りながら、呼吸するための柔軟性も求められ、頭蓋骨や骨盤のように固いだけではいけない事情があります。

PART 4

「ろっ骨ほぐし」で
腰痛が治った!
体験者の声

60代／女性／椎間板ヘルニア・腰椎すべり症／無職

家から一歩も出られないほどの激痛が「ろっ骨ほぐし」で奇跡の回復！

私と腰痛との闘いの始まりは、今から7年前にさかのぼります。そのときの私は、1年の間に、父と母を立て続けに亡くしていました。私は両親以外に身寄りがいないため、そのまま天涯孤独《てんがいこどく》となってしまったのです。悲しみに暮れる暇もなく、一人で二度の葬儀を必死に終えて、ほっと一息ついていたころ、腰に強烈な激痛が走りました。

大学病院の整形外科でMRIを撮ると、椎間板ヘルニアの診断。不思議なことにそのときは、1ヶ月ほどで痛みは引いていきました。

しかし昨年、また同じ痛みに襲われたのです。腰から足先にかけて、麻痺《まひ》のようなしびれがあり、玄関から一歩も踏み出せない日もありました。

今回の診断は腰椎すべり症。病院には6ヶ月間通い続けました。ブロック注射や強い薬を処方してもらいましたが改善せず、残された手段は「手術」だけ。医師に手術のデメリットを聞き、このまま車椅子で生きるしかない可能性もあることに、打ち震えました。

私は、別の選択をすることに決めました。そして、奇跡が起こったのです。家から出られない私は、川口先生に電話して、自分の状況を伝えました。そのときの先生の優しい言葉は、一生忘れられません。

「大丈夫です。その症状なら良くなると思います」

このように断言してくださったのです。こんなことを言ってくださる先生はどこにもいませんでした。

そして、私の痛みがヘルニアやすべり症で起きているのではなく、「ストレス」によって起きていることをうかがい、目からウロコが落ちました。
短期間で父と母を失った**強烈なストレス**により、**血流が不足**し、**ろっ骨の筋肉がガチガチ**になり、**腰が悲鳴を上げていた**のです。

豊富な治療経験に基づくご説明をうかがい、「この先生なら信頼できる」と確信した私は、川口先生のもとで治療を始めました。初診のときは少し体を動かすだけでも、強い痛みに襲われたため、まずはゆっくり深く呼吸することを教わりました。

すると、それだけで、ゆるやかに腰の痛みが和らいでいきました。

そして、背中をマッサージする「ろっ骨ほぐし」と、寝転がってする「ろっ骨ほぐし」の2つを続けていたら、さらにビックリ！　痛みで玄関から出られなかった私が、1ヶ月程度でスタスタと歩けるようになるまで回復したのです。

「ろっ骨ほぐし」をすると、背中や胸がグーっと伸びて、まるで先生からマッサージを受けているように体がラクになります。

腰痛になって私は、自信を失っていました。自分で自分の体をコントロールできないことは、とても情けなくつらいものです。でも、「ろっ骨ほぐし」のおかげで、腰痛が改善していくと、どんどん嬉しくなり、どんどん自信にあふれてきます。だから、**苦もないどころか、ろっ骨ほぐしをするのが、毎日の楽しみ**です。もっと体幹を鍛えて、もっと血流を増やして、完璧に腰痛を治したいと思います。

痛かったころは、将来のことなど考えることはできませんでした。でも、痛みがなくなっていくに従って、どんどんやりたいことが増えています。

趣味だった茶道《さどう》をもう一度始められそうです。また、ホスピスでボランティアをして、川口先生のように人のお役に立てる人生を歩んでみたいです。

川口先生のおかげで、私の人生は救われました。もし私と同じように、腰痛のせいで、将来に希望が持てない方は、ぜひ、「ろっ骨ほぐし」を始めてください。

今なら断言できます。必ず、あなたの腰痛は治ります。

50代／男性／坐骨神経痛・ギックリ腰／会社経営

つらい坐骨神経痛が1ヶ月で改善！ 今ではゴルフも楽しめるように！

今から4年ほど前、腰から太ももの裏、ふくらはぎにかけて、しびれを伴った痛みを感じるようになりました。仕事では車を運転することが多く、痛みがひどいときはアクセルやブレーキを踏むのもつらい状態でした。

これは大変だと思い、すぐに整形外科にかかりました。医師の診断は、骨が神経を圧迫して起きる「坐《ざ》骨《こつ》神経《しんけい》痛《つう》」。炎症を和らげる薬をもらいましたが、**一時的に痛みがとれても**、**根本的に治さなければ意味がない**と思い、良い治療院を探すことにしました。私はそれまで年に1回はギックリ腰を起こしており、薬で一時的に対処するのではなく、腰痛を大元から改善したいと思っていたのです。

そうして見つけたのが、川口先生の治療院です。

川口先生は初回の施術で、「これは坐骨神経痛ではなく、筋肉の痛みです」と一瞬で見抜き、ろっ骨まわりの筋肉やお尻の筋肉を入念にほぐしてくれました。

すると翌日にはもう、痛みが軽くなってしまったのです。

1ヶ月もすると、すっかり腰痛と足のしびれはなくなりました。整形外科の診断は一体何だったのかと思います。

先生から、自宅でセルフケアできるように、ろっ骨を手のひらやこぶしでほぐす「ろっ骨ほぐし」のやり方を教わりました。この歳になると、腰だけではなく、体のいろいろな部位にガタが来るものですが、おかげさまで**大きな不調もなく、ギックリ腰もなくなり、趣味のゴルフを楽しめています。**まわりから「最近、姿勢が良くなった」と言われるのがちょっぴり嬉しいです。

これからも「ろっ骨ほぐし」を活用して、体のメンテナンスを続けたいと思います。

30代／男性／ギックリ腰・肩こり・首の痛み・頭痛／英会話教室経営

ギックリ腰の不安が、ろっ骨ほぐしで解消！ 肩こりもラクになり、ぐっすり眠れるようになった！

20代の頃、パチンコ屋でアルバイトしていたとき、ギックリ腰になりました。そのときは、新しい台に入れ替える繁忙期《はんぼうき》で、疲労はピークの状態。重い台を持った瞬間、腰に激痛が走り、一歩も動けなくなってしまい……。

その日以来、いつまたあの痛みがやってくるのかと不安な日々を送っていました。整体で温熱治療やマッサージを受けて、なんとなくやり過ごしていました。

しかしその後、デスクワーク中心に働いていると、今度はひどい肩こりや首の痛み、頭痛まで起こる始末。とくに肩こりは、夕方をすぎると耐えがたいものになります。整形外科で薬をもらったり、注射も打ちました。でも治りません。

そんな私を見かねて、妻が私をさくら治療院に連れていきました。妻は、10年以上「椎間板ヘルニア」に苦しんでいたのですが、川口先生の施術のおかげで腰痛を改善していたのです。

初めての施術で「これは今までのマッサージと違う」と直感しました。川口先生は、肩や腰以外の部分も入念にほぐしてくれるのです。それが気持ちいいのなんの！　帰るときには、重い鎧を脱ぎ捨てたような爽快感がありました。若い頃から整体やマッサージを転々としていた私ですが、こんな経験は初めてでした。

それからというもの、先生に教えてもらった椅子に座ったままできる「ろっ骨ほぐし」を、毎日妻と一緒に行っています。これまでストレッチの類《たぐい》は面倒で続いたことがないのですが、**ろっ骨ほぐしは、テレビを見ながらでも気軽にできる**ので助かります。

２ヶ月経ちましたが、**肩の状態はすこぶる良く、腰のだるさも軽減。頭痛はウソのようになくなりました。**また、呼吸が深くなったおかげか、**寝つきがよく、ぐっすり眠れるのが嬉しい**です。これからも健康のために続けていきたいと思います。

30代／女性／椎間板ヘルニア／会社員

椎間板ヘルニアを克服して、社交ダンスができるまで回復した！

私は4歳からバレエを始めて、プロを目指していました。でも大学生の頃、シャワーのとき腰に激痛が走り、翌朝、ベッドから起き上がれなくなってしまいました。病院での診断は「椎間板ヘルニア」。投薬や電気治療、ハリ治療などさまざまな治療法を試しましたが、痛みはすぐにぶり返してしまいます。当然、バレエの道はあきらめ、10年以上にわたって、何をするにも腰痛に怯える生活を送ってきました。

そんな私に、「今度こそ絶対腰痛を治そう！」と決意させたのは、今の夫との出会いです。私は当時、腰痛のためハイヒールを履けず、海外旅行をするのも難しい状態。「結婚式でスニーカーなんてイヤ！」「大好きな人と新婚旅行に行きたい！」。

腰痛のせいでたくさんの夢を諦めていた私は、そんなささやかな幸せのために、絶対、今度こそ治したいと願ったのです。

そうして巡り合ったのが、川口先生です。初回のマッサージで、川口先生は椎間板ヘルニアが腰痛の原因でないことを教えてくださり、筋肉のコリを入念にほぐしてくれました。その1回の治療で、重苦しかった私の腰は、スッと軽くなったのです。「ゴッドハンド!」。冗談ではなく、そう思いました。

その日から、川口先生に教わった「ろっ骨ほぐし(私の場合は寝転がってやるものと、体操のように上体を左右に動かすもの)」を毎日欠かさず行っています。

結婚式では憧れのハイヒールを履け、スイスへの新婚旅行では夫とハイキングまでしてしまいました。とても幸せな時間でした。

「ろっ骨ほぐし」を始めて以来、腰痛は一度もぶり返していません。今では、社交ダンスができるまで回復。呼吸が深くなったおかげか、リラックスするのがとても上手になったように思えます。また、**胃腸やお肌の調子がよくなった**のも嬉しい特典です。

川口先生と出会えて、本当に感謝しています。

70代／男性／脊柱管狭窄症／不動産鑑定士

3メートルも歩けない腰痛だったのに今ではジョギングや水泳を満喫中！

趣味のテニスで無理をしすぎたのが悪かったのか、3年ほど前から腰痛と右足にしびれがあり、ひどいときは3メートル歩くのも難しい状態になりました。医師からは脊柱管狭窄症と診断され、手術を勧められました。

しかし私は、「同じ間違いはしたくない」と考えて、手術以外に治す方法がないか探すことにしました。というのも、私の母は同じ脊柱管狭窄症で、手術した結果、一生歩けない体になり、10年後に亡くなっていたからです。

正直、ろっ骨ほぐしでこの痛みがとれるなんて、最初は半信半疑でした。

でも、這うようにしてたどり着いたさくら治療院で、川口先生が「治ります」と確信をもって言っていたのを今でも覚えています。

私は今、水泳や1日5キロのウォーキングを楽しめるまで回復しました。軽くでしたらジョギングだってできます。3メートルしか歩けなかったときのことを考えると、すごい回復です。

それはすべて、脇腹や鎖骨下、背中やお腹を自分でマッサージする「ろっ骨ほぐし」のおかげです。**「ろっ骨ほぐし」をすると、背中や腰に凝り固まっている悪いものがスッキリ流れ出ていく**感じがします。

もっと早く「ろっ骨ほぐし」に出会っていたら、もしかしたら母は手術をしなくてすんだかもしれません。悔やんでも悔やみきれませんが、天国の母が私を川口先生に出会わせてくれたのだと、感謝しています。

これからも「ろっ骨ほぐし」を続けて、一生元気に歩き続けたいです。

60代／女性／坐骨神経痛・椎間板ヘルニア／非常勤の保育士

仕事のストレスで腰痛が発症するも「ろっ骨ほぐし」で、痛みが軽減！

立っていたり、姿勢よく座っているときはさほど痛みはないのですが、ダレた姿勢で座っていると、腰がヒリヒリしてくるんです。

映画が好きで、よく映画館に行くのですが、ピシッと背筋を伸ばしていないと腰が痛くなってしまいます。

きっかけは55歳のときに、すごい仕事のストレスがあって、休職したのですが、そのくらいから体のあちこちが痛みだしてきました。とくに腰と、肩甲骨のあたりが痛かったです。

病院でブロック注射や痛み止めの薬を飲んだり、整体にもたくさん通いましたが、効果は感じられませんでした。

そんなとき、知人に、ヨガマットに仰向けになって体を伸ばす「ろっ骨ほぐし」のやり方を教わり、毎日、お昼と夜に行っています。まだ始めて2ヶ月ですが、**体全体が頭のほうへ伸びているようで気持ちいいです。家にいるときはいつでもできる気軽さも嬉しい**です。

腰痛は、少しずつですがラクになっています。それにあわせて、肩甲骨の痛みも和らいでいます。やっぱり正しい姿勢になると、体のいろいろな部分の負担が減っていくんですね。

これからも、「ろっ骨ほぐし」を習慣にしていきたいと思います。もう大丈夫というくらい腰痛がよくなったら、たまには、映画をダラっとした姿勢で観てみたいですね。

60代／女性／病院未受診／ヨガインストラクター

腰痛に苦しんだヨガインストラクターも「ろっ骨ほぐし」で体のメンテナンス！

今から6年ほど前、腰痛のせいで、ヨガのポーズができなくなってしまいました。たぶん、練習するヨガポーズに偏りがあって、筋肉のバランスが崩れて、腰痛になってしまったんだと思います。

腰から右のお尻にかけて痛みが強く、いちばんひどいときは100メートル歩くのも苦労しました。私の場合は、腰を後ろに反らせる姿勢になると、とくに痛かったです。

鍼灸《しんきゅう》治療やカイロプラクティックにも行きましたが、あまり効果はありませんでした。なんとかまた、ヨガができる体を取り戻したくて、たどり着いたのが川口先生でした。

「ろっ骨ほぐし」は、無理して体を伸ばさないのに、体が自然と伸びていくので、とても気持ちいいです。深い呼吸ができるようにもなりました。

1日1回、気が向いたときに太極拳のように体を左右に振る「ろっ骨ほぐし」を続けていたら、あっという間に痛みはなくなってしまいました。

肩甲骨が動きやすくなるので、**肩こりにも効果的**ですね。

今では元のように、ヨガのポーズができるようになっています。

これからも「ろっ骨ほぐし」を続けて、体のメンテナンスをしていき、生涯ヨガを楽しめればと思っております。

骨折以外でも話題になりたい！

＼もう影が薄いなんて言わせない！／

ろっ骨クイズ Q&A［レッスン 2］

骨の中でも影の薄い存在・ろっ骨。
しかし、そのスゴさは数千年前から知られていた⁉
クイズ形式でチェックしてみましょう（複数回答可）

Q4 ろっ骨が固いと、どんな体型になる？

①クビレがなくなる

②バストが垂れる、離れる

③ポッコリお腹になる

Q5 ろっ骨のスゴさを伝えている宗教はどれ？

①仏教

②キリスト教

③ヒンドゥー教

Q6 ろっ骨は全部で何本ある？

①6本

②16本

③24本

⇒答えは170ページ

PART 5

痛みの部位・症状別の緊急対応メソッド

痛みがひどいときの応急処置に使える「トリガーポイント」

トリガーポイントとは、筋肉が最もダメージを受けた「痛みの震源地」

ここまで「腹圧の弱さ」と「隠れ酸欠」が、腰痛を発生させる根本的な原因であり、これらは「ろっ骨ほぐし」によって解消できることをお伝えしてきました。

「ろっ骨ほぐし」をしてもらえれば、確実に腰痛は快方に向かいます。しかし長きにわたって間違った姿勢で過ごされてきた方は、筋肉が大きなダメージを受けています。それが原因で、痛みを感じる日がないとは言い切れません。

そこで頼りになるのが、「トリガーポイント」という考え方です。

腰痛は、腰ではない「ある部位」の筋肉がダメージを受けて発症することが多々あります。この「ある部位」がトリガーポイントです。

トリガーというのは文字通り「引き金」という意味です。ピストルの引き金を引くと、弾丸は遠くの場所に到達するように、トリガーポイントが生まれると、痛みはそこから離れた部位に感じるのです。

いわば**腰痛を生み出している、「痛みの震源地」がトリガーポイント**といえます。

トリガーポイントも血流不足で発生する

トリガーポイントは、筋肉を過度に使ったり、同じような姿勢や動作をすることで、特定の筋肉にコリやこわばりが生まれ、その結果、血流不足になることで生まれるといわれています。

同じ腰痛でも、腰に負担が加わり血流不足になっている人もいれば、ぜんぜん別の場所が血流不足になっている人がいるのです。

筋肉は血流不足になり老廃物がたまると、発痛物質を生み出します。そうするとますます筋肉はこわばり、さらに血流が悪くなり、と悪循環に陥り、ついにはトリガーポイントを生み出すのです。

人体は「筋膜」で全身がつながっている

ではなぜ、腰とは離れた部位にあるトリガーポイントが、腰痛の原因になるのでしょうか?

それは東洋医学における「ツボ」の考え方に似ています。ツボを押すことが、内臓など離れた部位の不調に有効なのは、経験にもとづき知られてきました。しかし昨今、ツボの考え方は西洋医学によって証明されつつあります。

それが、「筋膜」の存在です。

筋膜という言葉を聞いたことのある方も多いでしょう。

私たちの筋肉は、それぞれが独立して存在しているのではなく、筋膜という膜によってすべてが覆われ、つながっているのです。

そのため、**ある部位の筋肉がダメージを受けると、筋膜もダメージを受け、その結果、筋膜でつながっている別の部位の筋肉まで支障を来たしてしまう**ことがあります。

さらには昨今の最新研究で、「ファシア」という言葉も使われるようになりました。ファシアとは、私たちの筋肉、内臓、血管、骨など、人体のすべてを覆い、つなげている膜のことをいいます。筋膜とファシアについては、医学界でもまだ言葉の定義が定まっておらず、「筋膜＝ファシア」とする研究者もいます。

いずれにしろ、私たちの人体は、筋膜やファシアによって、すべてが互いに影響を与えながら、つながっているのです。

トリガーポイントが腰痛を引き起こす要因はここにあります。ある部位（たとえばスネの筋肉）にトリガーポイントが生まれると、それは筋膜やファシアを経由することで、腰痛という現象として現れていたのです。

「トリガーポイントほぐし」と「ろっ骨ほぐし」で効果倍増！

トリガーポイントが腰痛を引き起こしているのだとすれば、そのトリガーポイントを元の状態に戻すことが、結果として腰痛を改善することにつながります。

元に戻す、とは筋肉のコリやこわばりをほぐして柔軟性を取り戻すことです。このPART5ではそのための「トリガーポイントほぐし」の方法をお伝えします。

ただし、トリガーポイントの部位は、個人差があるため、一概に「ここがあなたのトリガーポイントだ」と示すことは残念ながらできません。

しかし私の長年の施術経験から、痛みの種類や症状によって、トリガーポイントになりやすい部位の傾向をお伝えすることはできます。次項以降、痛みの症状別のトリガーポイントを示しますので、参考にしてみてください。

「トリガーポイントほぐし」と「ろっ骨ほぐし」は車の両輪です。「ろっ骨ほぐし」

と一緒に「トリガーポイントほぐし」も実践していただければ、より効果的です。

トリガーポイントほぐしのやり方

ここでは最も基本的な、背中から腰にあるトリガーポイントのほぐし方を紹介します（脊柱起立筋がトリガーポイントの場合）。

まず、ご用意いただくのは、次の2つ。

・テニスボール
・ストレッチ用のマット

ストレッチ用のマットは大きなバスタオルで代用してかまいません。

以下の流れで、トリガーポイントをほぐしていきます。

①マットの上に仰向けになる。足を軽く開き、両足の膝を立てる

②テニスボールを腰に近い背骨のきわ（脊柱起立筋）に入れる
③ゆっくりとテニスボールに体重をかける（15秒程度）
④テニスボールの位置を少しずつ背中側や腰側にずらす
⑤1ヶ所につき15秒程度体重をかける（ボールの場所や、体重をかける角度を変えて、いちばん痛気持ちいい場所を探す）
⑥その場所（トリガーポイント）に、再度15秒程度体重をかける
⑦テニスボールの位置を背骨の反対側のきわに変えて、同様にする

このようにトリガーポイントは、対象となる筋肉をほぐしながら自ら探していきます。慣れてくると「痛気持ちいい」場所がわかるようになります。

筋肉の場所が変わっても、基本的なやり方はこの通りです。トリガーポイントになりやすい筋肉をこれから紹介していきますが、**ほぐし方や詳しい筋肉の位置は、巻末に写真と併せてまとめました**。そちらを確認しながら行ってみてください。

「前かがみになると痛い人」にオススメのトリガーポイント

腰痛の初期は、前かがみが痛くなりやすい「トリガーポイントは中殿筋」

洗面台で顔を洗う際に前かがみの姿勢になったときや、くしゃみや咳をしたとき、また畳やフローリングなどで仰向けに寝るとき腰が痛くなってしまう人がいます。

病院では、「椎間板症」「軽度の椎間板ヘルニア」といった診断名をつけられる人が多いようです。

繰り返しますが、診断名は画像診断にすぎないため、気にする必要はありません。問題は、「前かがみが痛い」状態をいかに改善するかです。

この場合のトリガーポイントは、中殿筋《ちゅうでんきん》であることが多いです。中殿筋は、お尻にある筋肉です。この筋肉をほぐしていきます。やり方は巻末をご覧いただき、テニスボールの位置をお尻（中殿筋）に変えればＯＫです。

「体を後ろに反らすと痛い人」にオススメのトリガーポイント

高齢の方は、体を後ろに反らすと痛くなりやすい「トリガーポイントは脊柱起立筋」

高齢になるほど、脊柱管狭窄症、腰椎分離症、腰椎すべり症といった診断をされることが多くなります。これらの方々が痛みを感じやすいのは、体を後ろに反らす動きです。足のだるさやしびれを伴うことが多く、朝より夕方のほうが痛い傾向にあります。痛むのは腰椎や神経の問題ではありません。背中の筋肉が衰えているのが大きな原因です。次のトリガーポイントをほぐしてみましょう。

背中の筋肉が凝り固まっているため、背骨に沿って伸びている脊柱起立筋がトリガーポイントの第一候補となります。巻末を参考にして行ってください。

「痛みやしびれで長く歩けない人」にオススメのトリガーポイント

長時間歩けない人はお尻から太ももにダメージがある「トリガーポイントは中殿筋・小殿筋・ハムストリング」

しばらく歩くと、お尻や太ももの裏、ふくらはぎなどの筋肉に痛みやしびれがあり、歩き続けることができなくなる方がたくさんいます。前かがみになったり、椅子に座って休憩したりすると、ラクになり再び歩けるのが特徴です。これを間欠性跛行《かんけつせいはこう》といいますが、高齢の方の腰痛では併発することが多い、つらい症状です。

お尻より下の筋肉が全体的に弱っている可能性があります。そのため、トリガーポイントは中殿筋・小殿筋《しょうでんきん》・ハムストリング（太ももの裏の筋肉）の3つに狙いを定めます。中殿筋とハムストリングについては、巻末を参考に、これまでと同様のやり方で行ってください。

小殿筋は、お尻の外側の筋肉ですので、テニスボールでほぐすために少し体勢を変えます。小殿筋は骨盤のいちばん飛び出ている骨の斜め下（体の真横のお尻）にある筋肉です。そのほぐし方は次の通りです（巻末に写真があります）。

①マットの上に仰向けになる。足を軽く開き、両足の膝を立てる
②骨盤の骨の斜め下（体の真横のお尻）にテニスボールを置く
③体を真横に傾けて、ゆっくりとテニスボールに体重をかける（15秒程度）

小殿筋のトリガーポイントは、足の後ろ側や側面に、しびれを伴った痛みを引き起こすことが多々あります。坐骨神経痛の症状のある方は、ここをほぐすことで改善の可能性が高まるでしょう。

坐骨神経痛の多くも、じつは筋肉の痛み

腰からお尻、太ももや足先などに、ピリピリする痛みを感じる人は、病院で「坐骨神経痛」と言われることがあります。椎間板ヘルニアや脊柱管狭窄症などの「画像」がある場合は、坐骨神経痛は診断名ではなく、症状として扱われます。

いずれにしろ、その痛みはお尻から足にかけての「坐骨神経」が何らかの理由で圧迫されて起こるものだとされています。

しかし、私の治療院を訪ねてくる坐骨神経痛の患者さんは、トリガーポイントをほぐすことで改善することが少なくありません。

ここからも、診断名にとらわれないことが、腰痛治療において大切であることがよくわかります。

「座っているときのほうが痛い人」にオススメのトリガーポイント

デスクワークをする若い人に多い腰痛「トリガーポイントは腰方形筋」

30分以上座っているとき、車を運転しているときなど、歩いているときよりも同じ姿勢でいるときに腰が痛くなる人がいます。

デスクワークをしている若い世代に多い痛みです。「椎間板ヘルニア」と診断されている人もいます。

この場合、脊柱起立筋や腰方形筋《ようほうけいきん》など、腰から背中にかけての筋肉が弱っている可能性があります。腰方形筋は骨盤あたりから一番下のろっ骨まで伸びている筋肉で、腰椎を安定させる役割を担っています。

ほぐし方は、脊柱起立筋と同様です。両方の位置関係を正確にとらえるのは難しいため、巻末で紹介する方法で、腰から背中の下部にかけてテニスボールの位置を変えていきながら、「痛気持ちいい部分＝トリガーポイント」を探すといいでしょう。

「原因不明または心因性と診断された人」にオススメのトリガーポイント

ストレスで脳への血流が損なわれている可能性も「トリガーポイントは肩甲骨まわりの筋肉」

病院で診断名をつけられなかった、心因性といわれた、または画像診断によって診断名はつけられたが**一向に腰痛が治らない85%の方は、もしかすると大きなストレスを抱えているのかもしれません。**

ストレスは血流を不足させる原因になります。「ろっ骨ほぐし」によって血流をアップさせれば、改善の可能性が非常に高くなります。また、ストレスを誘発するトリガーポイントをほぐせば、さらに腰の状態はよくなるでしょう。

ストレスを抱えている人の多くは、肩甲骨まわりの筋肉が凝り固まっています。

肩甲骨まわりには20に近い筋肉が集まっているので、コリをほぐすのはなかなか大変です。「ろっ骨ほぐし」をしてもまだコリが残っている方は、テニスボールを当てて体重をかけてほぐすようにしてください。

「ギックリ腰を繰り返している人」は「ろっ骨ほぐし」の習慣化で対応

脊柱起立筋ほか体幹の筋肉すべてが弱っている

ギックリ腰は、腰に急激な負荷がかかることで起きるものですが、要因は、体幹を安定させる筋肉すべてが弱っていると考えられます。

年に1回程度ギックリ腰を起こしている人は、トリガーポイントをほぐすよりも、徹底して「ろっ骨ほぐし」を行ってください。

腹圧を強化して、体幹インナーマッスルをバランスよく鍛えることができます。またふだんの生活から、腰に負荷のかからない正しい姿勢を維持することが大切です。これももちろん「ろっ骨ほぐし」によって手に入れることができます。

ギックリ腰まではいかなくても、日によって痛みの変動が激しい方は、体幹インナーマッスルが弱まっている可能性が高いです。「ろっ骨ほぐし」の習慣化で、腰痛を遠ざけることができます。

それでも痛みがとれない場合は、ひざ下に「痛みの震源地」がある

スネや足指の筋肉が腰痛の原因に!?

ここまで紹介したトリガーポイントをほぐしても、腰痛が改善されない。その場合は、「ひざ下」までトリガーポイントを探しに行きましょう。**腰痛に加えて、脚のしびれが強い人は、スネや足の指の筋肉が腰痛の原因になっていることがあるのです。**

一人や二人ではありません。私の治療院では、どんなに手を尽くしても痛みがとれなかった患者さんが、スネの外側の筋肉（長腓《ひこつ》骨筋、短腓骨筋、前脛《けい》骨筋）や、足指の筋肉（母指内転筋など）をほぐすことによって腰痛を改善させた人が大勢います。

この場合、テニスボールを使う必要はありません。巻末で筋肉の位置を確認しながら、ツボ押しの要領で、指で15秒ほど押してください。少しずつ位置をずらし、「痛気持ちいい」場所が見つかったら、そこがトリガーポイントの可能性があります。

足が柔らかい人ほど腰痛になりにくい。だから歩こう！

腰痛対策には、足首や足裏、足指の筋肉をほぐすことも大切です。

なぜなら私たち現代人は、「歩かなさすぎの生活」を送っているからです。

もともと人類の足は、立つためではなく「長時間歩くための足」として進化してきました。

チンパンジーの足をご覧になったことはありますか？　チンパンジーの足は、人類とは異なり、私たちの手のように平べったい形状をしています。そのため、足で手のように、木の枝につかまることができるのです。

一方、私たちの足を見ると、3つのアーチがあることに気づきます。かかとと親指の付け根を結ぶ「内側のアーチ」、かかとと小指の付け根を結ぶ「外側のアーチ」、そして甲の部分の「横のアーチ」です。

これら3つのアーチ構造を持つことで、人間は歩行時の衝撃を和らげているのです。つまり、人間の足は、歩くための足なのです。チンパンジーは偏平足《へんぺいそく》のため、長時間歩くことはできません。

もともと歩くために存在している足が使われないと、足の筋肉はどんどん凝り固まっていきます。すると、筋膜を経由して、腰を痛めてしまうことにつながるのです。

そのためには、ウォーキングで足指の筋肉を使うのが一番。有酸素運動による血流アップ効果も望めますが、そもそも、人間は歩かなければ人間ではないのです。

もちろん、腰の痛みやその他の持病で、歩行が困難な方もいるでしょう。

そんな方は、足の指や足首を、入念にほぐしましょう。テニスボールでは刺激が弱い人は、ゴルフボールをゴロゴロ踏むのがオススメ。もちろん、青竹踏みがあれば、存分に活用してください。足が柔らかい人ほど、腰痛になりにくいのです。

ろっ骨クイズ Q&A［レッスン2］答え

Q4 の答え

全部 … ①クビレがなくなる　②バストが垂れる、離れる　③ポッコリお腹になる

解説 ろっ骨が固いとバストへの血流が悪くなり、ハリが失われます。またろっ骨に動きがないと、左右のバストが離れたり、クビレのない寸胴体型になってしまいます。ポッコリお腹の原因もろっ骨の固さにあります。ろっ骨が固いと、骨盤がゆがみ、内臓を正しい位置に収められず、お腹のほうに移動してしまうからです。

Q5 の答え

②キリスト教

解説 聖書の最初の書物である「創世記」を読むと、「まず最初の人アダムが創られ」、次に「神である主は、人（アダム）から取ったあばら骨（ろっ骨）で、ひとりの女（イブ＝エバ）を作り上げ」（創世記２章22節）と書かれています。聖書にも記載されるくらい、ろっ骨は命の根幹にかかわる大切なものであることが読み取れます。ろっ骨、スゴすぎです。

Q6 の答え

③24本

解説 ろっ骨は左右12対、計24本あります。上から順にそれぞれ第一ろっ骨～第十二ろっ骨と名称がつけられています。なかでも第一ろっ骨から第十ろっ骨は、胸骨からぐるりと体を包むように、背骨へとつながっています。腰痛の本当の原因は、24本もあるろっ骨の機能不全が背骨を伝わって腰に負担をかけ、やがて腰痛として現れてしまうからなのです。

PART 6

腰痛だけじゃない!
「ろっ骨ほぐし」で、
全身の痛みや不調が改善する!

日本は世界有数の「不健康長寿国」

寿命が長くても、一人で生きられない人が多い日本

あなたは腰痛が治ったら、どんなことをしてみたいですか？　旅行に行ったり、趣味やボランティア活動を楽しんだり、かわいい孫やひ孫をだっこしたり、腰の痛みから解放された自分を想像すると、ワクワクしてきますよね。

人生120年時代といわれる今、健康で長生きすることは誰もが願うところです。日本は世界一の長寿国です。しかし残念ながら、「不健康で長生き」している人が多いのが実状です。日本人がいかに「不健康で長生き」しているかを示す、こんなデータがあります。

・男性：平均寿命80・21歳－健康寿命71・19歳＝不健康年数9・02歳
・女性：平均寿命86・61歳－健康寿命74・21歳＝不健康年数12・4歳

これは２０１４年に厚生労働省が発表したデータに基づいたものですが、男性は９年、女性にいたっては12年もの間、自分一人では生きられないほど不健康な晩年を過ごしているのです。他国の平均は7年といいますから、日本人は特に不健康な期間が長いといえます。このまま何もしないと、自分一人では生きられない晩年を10年も過ごさなければならない可能性があるのです。

健康に長生きする＝「正しい姿勢」＋「深い呼吸」で実現！

世の中にはたくさんの健康法が紹介されていますよね。健康にいいとされる食事をとったり、運動をしたりすることは、確かに効果が期待できるはずです。

でも、もっと手っ取り早く、簡単に、健康な体を維持する方法があります。

そうです。「ろっ骨ほぐし」です。

「ろっ骨ほぐし」は、腰痛を改善させるために生まれたものですが、その効果効能は、腰痛にとどまらず、さまざまな不調の改善に役立つのです。

「ろっ骨ほぐし」で、正しい姿勢を身につければ、深い呼吸ができるようになります。深い呼吸は、自律神経を整え、全身の血流をアップさせます。

血流のアップは、腰痛はもちろん、全身の痛みを和らげます。また、食事でとった栄養や酸素を体のすみずみまで送り届けられるようになり、不調や病気の原因になる老廃物をきれいに掃除してくれるのです。

どんなに健康にいいものを食べても、血流が悪かったら、栄養は全身の細胞まで行き渡りません。どんなに運動をしたとしても、ろっ骨が固いままで、体が隠れ酸欠になっていたら、体が酸化して病気の原因になってしまいます。

つまり、「ろっ骨ほぐし」は、健康長寿を実現するための土台になるといえます。

逆にいうと、**「ろっ骨ほぐし」さえすれば、好きなものを食べても、ちょっぴり運動をさぼっても、健康な体を維持することができる**でしょう。

「ろっ骨ほぐし」で、肩・首・背中の痛み、頭痛も治る！

山形県民に肩こりが少ないわけ

腰痛と同じくらい、肩こりにお悩みの方も多いのではないでしょうか。

平成28年の国民生活基礎調査によると、男性の体の悩みの第1位が腰痛、第2位が肩こり、女性の第1位が肩こり、第2位が腰痛となっています。

腰痛とともに、まさに「国民病」といえる悩みですが、じつは山形県の方々が日本全国でいちばん肩こりが少ないそうです（平成22年の国民生活基礎調査を基に算出したランキング）。

その理由は、なんと「花笠音頭」を踊る人が多いから、という説があります。花笠音頭は、花笠を上下に動かす踊り。確かに肩甲骨まわりの筋肉をよく使っています。

あるテレビ局の調査によると、花笠音頭を練習する山形県民謡協会の60人（平均年齢60歳）に、肩の柔軟性を調べるテストをしたところ、60人中50人が良好な結果を得られたとのこと。

東京都健康長寿医療センター研究所の金憲経《キムホンギョン》医師も、花笠音頭は「肩まわりの血行を促進させる動き」だとし、肩こり予防法として注目しているそうです。

もちろん山形県民の誰もが花笠音頭を踊っているわけではないので、これらは参考データにすぎないですが、なかなか興味深い話ではあります。山形県はさくらんぼ農家など第一次産業に従事している人が多いのも一因かもしれません。さくらんぼの木の剪定《せんてい》は、腕を上げ下げする動きが多く、僧帽筋など肩甲骨まわりの筋肉をよく使います。

つまり、肩甲骨まわりの筋肉が凝り固まらないようにすれば、肩こりになりにくくなるといえるでしょう。

「ろっ骨ほぐし」で肩甲骨をゆるめれば、肩こり・首・背中の痛みが消える！

「ろっ骨ほぐし」は、114ページで記したように、僧帽筋などの肩甲骨まわりの筋肉もほぐします。肩甲骨まわりの筋肉が硬直すると、血流が悪くなり、老廃物がたまり、これが痛み物質を生み出し、肩こりが発症してしまうのです。

肩甲骨まわりの筋肉は、肋間筋などのろっ骨の筋肉とも連動しています。そのため、肩甲骨まわりの筋肉が固くなると、ろっ骨が縮こまり、肩が突き出た猫背になってしまいます。

すると呼吸が浅くなり、ますます血流が不足し、肩こりは悪化します。この悪循環を断ち切るのに、「ろっ骨ほぐし」は非常に有効です。

また肩こりは、胃腸の疲労によっても発症します。胃腸の疲労は、神経系を通じて、背中の筋肉を固まらせることがわかっています。背中の筋肉が硬直すると、筋膜を通じて、今度は肩や首の筋肉にダメージを与えて肩こりが起きるのです。

「ろっ骨ほぐし」は、背中の筋肉（脊柱起立筋）もほぐしていきますので、このような胃腸由来の肩こりにも対応しています。

そして、ろっ骨をほぐして呼吸が深くなれば、自律神経が整います。胃腸は自律神経と密接に関係した臓器です。自律神経が整うことによって、胃腸の疲労が改善すれば、背中から首にかけての筋肉の硬直は和らいでいくでしょう。

かくも「ろっ骨ほぐし」は、全身の痛みに万能なクスリといえるのです。

「ろっ骨ほぐし」は、頭痛も解消する

頭痛の原因はいくつかありますが、日本に約3000万人いる「頭痛持ち」のうち、2200万人は緊張性頭痛、つまり筋肉の硬直によって引き起こされています。

腰↓背中↓肩↓首と、首に至るまでのどこかで筋肉の硬直が生まれると、脳への血流が損なわれて、頭痛が起きているのです。

また、精神的なストレスも頭痛の一因とされています。

となれば、ここも「ろっ骨ほぐし」の出番です。

「ろっ骨ほぐし」は、腰、背中、首の筋肉の緊張をほぐすにはもってこいですし、ストレスを緩和することができます。

「ろっ骨ほぐし」にかかれば、全身の痛みはお手のものなのです。

美しいプロポーションも、「ろっ骨ほぐし」で手に入る！

ポッコリお腹が、腹圧パワーであっさり改善！

いつまでもバランスの取れた若々しいプロポーションを維持したい、特にこの「ポッコリお腹」をなんとかしたい！　そんなお悩みも、「ろっ骨ほぐし」が解決します。

お腹がポッコリ出てしまうのは、「体幹インナーマッスルの衰《おとろ》え」「骨盤のゆがみ」によって、内臓を支えられなくなっているからです。

「ろっ骨ほぐし」をすれば、腹圧が高まり、体幹インナーマッスルが鍛えられます。骨盤を安定させる筋肉に柔軟性が生まれますので、骨盤のゆがみも矯正されます。

また、ポッコリお腹の原因は「便秘でお腹がはっている」ことも考えられます。この場合も、「ろっ骨ほぐし」なら対応可能です。

前述したように、深い呼吸は自律神経を整え、腸内環境を良好にします。**便秘の解消にも「ろっ骨ほぐし」は力を発揮する**のです。

ブラジャーが苦しい人は、ろっ骨が固くなっている⁉

先日、妻が「最近ブラジャーをつけると苦しい」と言っていました。ブラジャーはもともと背筋が伸びた「正しい姿勢」に矯正する形状をしています。

ならばと思い、妻のろっ骨が固くないかチェックしてみたところ、ろっ骨がぜんぜん動かない浅い呼吸をしていたのです。

遅まきながら、妻に「ろっ骨ほぐし」のやり方をレクチャーしました。

数週間後、「姿勢がよくなったからかな。ブラジャーが苦しくない、初めてあなたを尊敬した」とのことです（笑）。

まだ一例にすぎませんが、もしブラジャーが苦しくなってきたと感じる人は、「ろっ骨ほぐし」を試してみてください。

美バストも、ろっ骨しだい

ツンと上向きのバストは、いくつになっても女性の憧れかと思います。

美しいバストを実現するのに重要な筋肉は、大胸筋と肋間筋です。

大胸筋は、バストの土台になる筋肉です。ここが凝り固まっていると、バストへの血流が滞り、ハリが失われて、垂れやすくなってしまいます。

また、ろっ骨とろっ骨の溝にある肋間筋に柔軟性がないと、ろっ骨は左右に広がったままになってしまいます。すると、バストも引っ張られて、左右の胸が離れてしまいます。クビレがない寸胴体型になる原因も、肋間筋の固さです。**ろっ骨に動きがないため、メリハリのない体型になってしまう**のです。

大胸筋と肋間筋といえば、「ろっ骨ほぐし」で真っ先にアプローチする筋肉です。「ろっ骨ほぐし」を、美しいプロポーションづくりにも活用していただければと思います。

「ろっ骨ほぐし」で自律神経を整える、つらい不調がまとめて解決！

自律神経は私たちの健康状態を大きく左右する

この本ではたびたび自律神経について触れていますが、ここであらためて、自律神経とは何か、そしていかに私たちの健康に大切なのかお伝えします。

神経は、私たちの全身に張りめぐっています。その中でも、脳からの命令とは関係なく働いているのが自律神経です。呼吸や血液循環、消化など、無意識のうちに働いてくれるのが自律神経です。

自律神経には、緊張や活動的なときに働く交感神経と、休息やリラックスするときに働く副交感神経があります。この2つのバランスがいい状態が、「自律神経が整う」ということです。

現代人の多くは、交感神経が過剰に働いていて、副交感神経の働きが弱い傾向にあります。**つねに緊張しているような状態が、心だけでなく、体にも負担を与えている**

のです。この状態が続くと、さまざまな心身の不調となって現れてきます。しかも自律神経は全身に張りめぐらされているので、全身に不調が現れる可能性があります。

自律神経と健康状態は切っても切れないものなのです。

自律神経を意識的にコントロールできるのは「呼吸」だけ

男性は30歳以降、女性は40歳以降から、交感神経と副交感神経のバランスが崩れて、その後10年ごとに15％ずつ、その働きが低下することが昨今の医学研究で明らかになっています。

「ならば自律神経を整えよう！」と思っても、整うものではありません。これを食べれば自律神経が整う、なんて都合のいいものもありません。なぜなら、無意識で働いているものが自律神経だからです。

しかし、一つだけ方法があります。

それは、呼吸です。お伝えしたように、呼吸をするときに動く横隔膜の周囲には、自律神経が集中しています。無意識に呼吸ができるように、自律神経が集まっているのです。

一方で、私たちは意識的に呼吸の質を変えることができます。

呼吸が深くなれば、横隔膜が大きく動き、集まっている自律神経に作用して、そのバランスを整えることができます。しかし、ろっ骨が固いままだと、がんばって呼吸を深くしようとしても、ろっ骨が広がらないため叶いません。

だからこそ、「ろっ骨ほぐし」が重要なのです。

世間には「呼吸法」をレクチャーする人はたくさんいますが、**そもそもろっ骨が固いままだと、呼吸法を実践しても無駄**になります。

しっかり深い呼吸をして、自律神経を整えるためにも、「ろっ骨ほぐし」を行っていただければと思います。

自律神経が整うから、うつや不眠にも効果的

うつ病は、セロトニンという「幸せホルモン」が減少することで発症することがわかっています。セロトニンは、精神を安定させたり、安心感や平常心をもたらしたり、頭の回転を速くしたりなど、脳の機能を活性化させる物質です。そのため、うつ病の治療では、セロトニンを増やす抗うつ剤が処方されています。

しかし、セロトニンは体内で生成して増やすことができます。ここで重要なのが「腸」です。じつは、セロトニンの90%は、腸で作られているのです。

腸は、自律神経によってコントロールされています。自律神経が乱れると、セロトニンが充分に分泌されず、うつなどのメンタル不調に陥ってしまいます。

また、セロトニンが減少すると、睡眠をつかさどるメラトニンというホルモンも連

動して減少するため、不眠になったり、睡眠の質が下がったりしてしまいます。

つまり、**「ろっ骨ほぐし」で自律神経を整え、腸からセロトニンの分泌を増やせば、うつや不眠の改善につながる**のです。

また、セロトニンは「一定のリズムを刻む動き」によっても増えます。

この条件も、「ろっ骨ほぐし」の単調な動作はクリアしています。まさにメンタル不調と不眠対策にもってこいの方法が、「ろっ骨ほぐし」だといえるでしょう。

血流アップで「冷え」「肌荒れ」「抜け毛」を改善！

あなたは、人間の体内の血管の長さがどのくらいかご存じですか。

驚くべきことに、その長さは10万キロメートル、地球2周半に及ぶといわれています。

私たちの体は、骨と筋肉を除けば、80％が血管で出来ています。そうなると、血管と、その中を流れる血液が、健康状態に影響を与えるのもうなずけます。

血液は、酸素や栄養素を全身の細胞に届ける「運び屋」であり、二酸化炭素や老廃物を回収する「掃除屋」でもあります。だから血液の流れが滞ってしまうと、私たちの体は悲鳴を上げてしまうわけです。

そして、その血液の流れをコントロールしているのが、自律神経です。自律神経は地球2周半におよぶ全身の血管に沿って走り、血液が「運び屋」と「掃除屋」の働きをするように指示しているのです。

そのため、自律神経が乱れると、血流が悪くなってしまいます。

その結果、さまざまな不調が現れます。手足の先が冷えるのは、血液が手足の末端まで行き届いていないからです。

乾燥肌などお肌のトラブルも、血流不足が引き起こします。血流が不足すると、体は限りある栄養素の使用をセーブしようとします。いわば省エネ態勢になるわけです。

すると、生命維持には関係ない肌には栄養が届かず、乾燥肌の原因になります。また、たまった老廃物が掃除されず新陳代謝が悪くなるので、シミやシワ、たるみやむくみ、吹き出物や赤ら顔といった肌トラブルにも見舞われてしまいます。

髪の毛のトラブルも同様です。薄毛には遺伝などさまざまな原因がありますが、血流不足も無視できない原因です。また、**枝毛や髪のパサつき、白髪の増加も血流不足が大きな原因**になっています。

お肌と同様、髪の毛に栄養が届かなくても、私たちは生きていけます。そのため生命維持とは関係のない髪の毛に栄養が届かず、髪の元気はなくなってしまうのです。

血流を増やすために、「ろっ骨ほぐし」をしましょう。

猫背や反り腰などの間違った姿勢が改善すれば、筋肉への負担がなくなり、血液を全身にたっぷり届けられます。自律神経の観点からも、血流がどんどんアップしていきます。その結果、さまざまな不調をまとめて改善できるでしょう。

ろっ骨が柔らかいと、腸の働きも最大化する

腸内環境改善のカギは、腸を正しい位置に戻すこと

便秘や下痢などの胃腸のトラブルは、胃で消化した食べものを移動させる腸の動き（蠕動運動《ぜんどう》）が弱っているために起こります。蠕動運動は、腸が正しい位置に収まっていないと活性化しません。ポッコリお腹の方に便秘が多いのはこのためです。腸が本来あるべき位置より下がってしまうと、蠕動運動の働きが弱まってしまうのです。

「ろっ骨ほぐし」をすれば、縮こまっていたろっ骨が大きく広がり、それに伴い、下がっていた腸も正しい位置に戻ります。すると、蠕動運動の働きは活発になります。

また、蠕動運動をコントロールしているのは自律神経です。なかでも、休息やリラックスをつかさどる「副交感神経」が活発になると、蠕動運動は活性化します。「ろっ骨ほぐし」をすれば、腸を正しい位置に戻し、なおかつ自律神経を整えることができます。まさに最強の腸活といえるでしょう。

ストレス軽減効果も医学的に証明された

ストレスは数値化できるようになった

昨今の医学界ではストレス度を測るさまざまな研究が進んでいます。これまで健康な人の心臓の動き（拍動）のリズムは一定だとされてきましたが、健康な人でも1000分の1秒単位でわずかに変化し、ばらついていることがわかってきました。そして研究の結果、拍動のばらつきは、交感神経と副交感神経が関係していることが判明したのです。

ストレス度を測る計算は、難解な計算となるのでここでは割愛しますが、拍動のばらつきが大きいほど、副交感神経が活性化し、リラックスした状態になり、ストレス指数が低いことがわかってきたのです。

心臓の動きにばらつきが大きいほどリラックスしているなんて、ちょっと意外ですね。

20秒吐き続ける呼吸で、ストレス指数が大幅に軽減

医学博士の永田晟《ながたあきら》さんは、この方法で、呼吸とストレスに関する実験をしました。男女350人に、「自然呼吸」「大きく吸い込む呼吸を2回」「5秒吐く呼吸」「10秒吐く呼吸」「20秒吐く呼吸」のいずれかをしてもらい、そのときのストレス指数をチェックしました。

すると「20秒吐く呼吸」のグループは、明らかに副交感神経が優位になり、ストレス指数が大幅に軽減することがわかったのです。

また、次のような実験も行っています。

同じ自転車運動をしたあとに、「1分あたりの呼吸数が24回以下」「25回以上」「自然呼吸」の3グループにわけ、ストレス指数を計測したところ、「24回以下」のグループがもっともストレス指数が低いことがわかりました。

このように、長く深い呼吸をすることは、ストレスの軽減につながるのです。

脳波のα波含有率が高まり、リラックス効果も

益気功《えききこう》という、深い呼吸法を基本とする気功があります。成人の平均的な呼吸数は1分間に16回ですが、益気功の熟練者になると1分間に8〜10回しか呼吸をしないそうです。まさに深い呼吸の達人です。

益気功を行っているときに脳波を計測した実験があります。すると益気功の熟練者は平均13%のα《アルファ》波を計測できたそうです。一般の人のα波は平均6%なので、2倍以上の数字です。α波は、リラックスしているときに現れる脳波です。呼吸はこのように脳や心の安定とも密接に結びついています。

繰り返しますが、ろっ骨が固いままでは、どんなにがんばっても、長く、深い呼吸はできません。つまり**ストレスの解消も、ろっ骨の柔軟性次第**なわけです。

がん、認知症、糖尿病、高血圧を「ろっ骨ほぐし」で予防する！

不調の改善は、がんなどの病気の予防につながる

自律神経を整えて、血流をアップさせ、隠れ酸欠を解消する「ろっ骨ほぐし」は、さまざまな心身の不調を改善してくれます。

それはそのまま、私たちの命を脅《おびや》かし、健康寿命を減らしかねない病気を予防することにもつながります。

たとえば、がん。がんの発症にはさまざまな要因がありますが、「血流不足」「隠れ酸欠」は根本的な原因の一つです。

血流が悪くなって酸素や栄養素が細胞に届きにくくなると、全身のエネルギー量が減っていきます。すると、脳は、生命維持のためにエネルギーを使うようになります。

その結果、生命維持には直接関係のない細胞はエネルギー不足に陥ります。「がん

細胞の攻撃を担う、ＮＫ細胞や樹状《じゅじょう》細胞、Ｔリンパ球」などの細胞が、エネルギー不足になり、がんへの攻撃力が低下し、結果としてがんを増殖させてしまうのです。

また、血流不足によって細胞が「酸欠状態」になると、人体は低酸素でも生き延びるための遺伝子のスイッチを入れます。この遺伝子のスイッチがオンになると、がんの進行を促すさまざまな遺伝子のスイッチが、次々とオンになります。その結果、がん細胞はどんどん巨大化してしまうのです。

このように、**がんを増殖させる大きな要因は「血流不足」と「隠れ酸欠」です。じつは、がんになる要因は、腰痛の根本的な要因と同じなのです。**

それゆえ、「ろっ骨ほぐし」をすることはがんの予防にもつながるといえます。

認知症対策も血流アップが大切

認知症がなぜ起きるのか、そのメカニズムはまだ解明されていません。しかし昨今の医学研究により、**脳の「隠れ酸欠」「血流不足」が発症のリスクを高めていること**がわかってきました。

脳に必要な酸素量は、全身の酸素消費量の約20％に及びます。体の中でいちばん酸素を必要としているのです。

血流が不足し、脳に酸素が足りなくなることで、脳細胞は少しずつダメージを受け、ついには認知症になると考えられています。

ならば私たちは、「ろっ骨ほぐし」で血流をアップさせ、脳にたっぷり酸素を与えてやることが大切です。

糖尿病にも、血流が関わっている

意外かもしれませんが、糖尿病と血流にも深い関係があります。糖尿病は、遺伝や食事をはじめとする生活習慣など、多くの要因によって発症しますが、血流不足も無視できない要因です。

血流が不足すると、インスリンの分泌量が減ります。インスリンには、血液の中の糖を細胞に取り込んだり、脂肪や筋肉に蓄えたりする働きがあります。

インスリンの分泌量が減ると、糖が血液中に残り、血糖値が上がってしまいます。血糖値の上昇は、血液をドロドロにし、さらに血流を悪化させます。

この悪循環を断ち切ろうと、インスリンを作る膵臓《すいぞう》はさらにインスリンを分泌しようとするのですが、その負担が大きすぎると糖尿病になってしまう危険性があります。

つまり、「ろっ骨ほぐし」で血流をアップさせれば、インスリンの分泌が増え、膵臓の負担が軽減し、糖尿病予防になるわけです。

「ろっ骨ほぐし」で、血圧が下がる

「ろっ骨ほぐし」をしている患者さんの中には、「血圧が下がりました」と報告してくださる方が少なくありません。はじめは「リラックス効果かな」くらいにしか思っていなかったのですが、あまりに多くの方にご報告いただくため調べてみると、「ろっ骨ほぐし」には血圧を下げる効果もあることがわかりました。

理由は、ここでも自律神経による効果です。「ろっ骨ほぐし」をすると、呼吸のとき、息を吐きだす時間が自然と長くなります。そして、息を吐きだすときには、副交感神経が高まることがわかりました。

副交感神経には血管を広げる働きがあります。血管が広がれば、血圧は下がります。同じ量の水を、細いホースで流すよりも、太いホースで流したほうが、ホースへの負担が減るのと同じ理屈です。

高血圧の方にも、「ろっ骨ほぐし」は頼もしい味方になってくれるでしょう。

「ろっ骨ほぐし」で、
一生、元気に歩きつづけよう

「ろっ骨ほぐし」で体のバランスが整えば、死ぬまで歩けて転ばない

私たち人間は、「ただ生きているだけ」ではなかなか幸せになれない生きものです。体が動かなくなり、寝たきりになり、ずっと部屋の中にこもり、天井を見上げているだけの生活では、さまざまなものを失っていきます。腰痛で動けなかった経験のある方なら、動けない生活がどれだけ苦しくみじめか、よくご存じでしょう。

私は高校3年生のとき、激しい腰痛に襲われました。病院や自宅のベッドからほとんど動けず、トイレには這っていく生活がしばらく続きました。同級生が大学生活を謳歌《おうか》しているとき、私は狭い部屋のベッドの上で、みじめな毎日を送っていました。

そのときの孤独感は一生忘れられません。

家族や友人との何気ない日常、四季折々の自然に触れられる散歩、お気に入りの服を選びにいく買い物、大好きな趣味を存分に楽しめること、電車やバスに乗って会いたい人に会いに行けること、がんばって節約したお金で温泉旅行に行くこと――。

そういったかけがえのない日常生活を送れてはじめて、私たちは幸せを感じられるのではないでしょうか。

それは、何歳になっても共通の願いだと思います。

内閣府の「平成27年版　高齢社会白書」によると、高齢者が要介護の状態になる主な原因は、脳血管疾患、認知症、高齢による衰弱、につづいて「骨折・転倒」が第4位で、全体の12・2％を占めます。

高齢になってから骨折すると、回復までに時間がかかり、別の病気を引き起こしたり、衰弱を進行させてしまいます。

高齢者の転倒は、まさに死活問題です。

しかし、どんなに気をつけていても、筋肉が衰えてくると、ちょっとした段差でもつまずいてしまうことがあります。

また体幹インナーマッスルが弱っていると、体のバランスが崩れて、転びやすくなってしまいます。

だから、将来寝たきりにならないためにも、今のうちから「ろっ骨ほぐし」を習慣化して、インナーマッスルを鍛えて、体のバランスを整えてほしいです。

そうすれば、一生元気に歩きつづけられる体が手に入るはずです。

人間は歩くための構造をしています。

「ろっ骨ほぐし」で腰痛を治して、元気に、死ぬまで、歩きつづけましょう。

そしてたくさん、幸せを感じてほしいと思います。

おわりに

スマートフォンやパソコンの普及、便利な交通機関がもたらす歩かない生活、仕事や人間関係のストレス、家庭の不和、お金の悩み、いつも何かに追い立てられているような忙しい毎日、運動不足——。

私たち現代人は、腰痛を引き起こし、悪化させるような生活を余儀なくされています。

でも、スマホを使うな、車や電車に乗るなと言われても難しいですよね。

ストレスを感じるなと言われても、感じてしまいますよね。

家族やお金の悩みがすぐに解消されたら、はじめから悩まないですよね。

すぐにライフスタイルを変えるのは、誰だって難しいと思います。

私も腰痛の治療に携わる身ながら、どうも最近は運動する気にならないな、とさぼってしまうことがよくあります。人間って、そんなものです。

だからこそ私は、簡単にできる「ろっ骨ほぐし」だけは、毎日のルーティンにして、毎日歯磨きをするように当たり前にやっています。

「ろっ骨ほぐし」なら、ウォーキングのようにわざわざジャージに着替えて、身なりを整える必要もありません。寝ぐせがついたまま、パジャマ姿で、呼吸をするように、「ろっ骨ほぐし」だけは続けています。

そのおかげか、20年にわたって私を苦しめていた腰痛は、すっかり静かになっています。そして嬉しいことに、昔より夜はぐっすり眠れるようになりました。自律神経が整い、血流がアップしたおかげだと思います。

あなたも「ろっ骨ほぐし」を始めて、人間として正しい姿勢を取り戻し、腰痛知らずの体を手に入れてください。治療院にやってくる患者さんは、初日はとても暗い顔をしています。痛みが心を暗くし、心の暗さがまた痛みを強めている状態です。

でも「ろっ骨ほぐし」を始めて、腰痛が改善されていくにつれ、みるみる笑顔にあふれていきます。そして、「1時間も歩くことができました!」「数年ぶりに、朝、痛みを感じずに起きれました!」といったお話を、嬉しそうにしてくださいます。

それを聞いて私も、笑顔があふれてしまいます。


腰痛はまだそのメカニズムが完全に解明されたわけではありません。

人類と腰痛の闘いは続いています。しかし、現在考えうる最良の対処法がこの本には詰まっているはずです。

世界中の人たちが、「ろっ骨ほぐし」によって、腰痛のない幸せな人生を取り戻せるように、これからも微力ながら尽力していきます。


私たちは腰痛でつながった仲間です。

ともに闘いましょう。

川口陽海

巻末付録

トリガーポイントほぐしのやり方

PART 5 で紹介したトリガーポイントほぐしの基本のやり方と、痛みの症状別のほぐすべき筋肉の位置を紹介します。

まず、痛みの症状別でほぐす筋肉を決めます

◎ 体を後ろに反らすと痛い
⇨ **❶ 脊柱起立筋**

◎ 前かがみになると痛い
⇨ **❷ 中殿筋**

◎ 長時間歩けない
⇨ **❷ 中殿筋　❸ 小殿筋　❹ ハムストリング**

◎ 座っているときに痛い
⇨ **❺ 腰方形筋**

◎ ストレスがたまっている
⇨ **❻ 肩甲骨まわりの筋肉**

◎ ❶〜❻をほぐしても痛みがとれない
⇨ **❼ 長腓骨筋・短腓骨筋・前脛骨筋**

POINT

複数の症状がある人は、
番号の小さい順にほぐしはじめましょう。

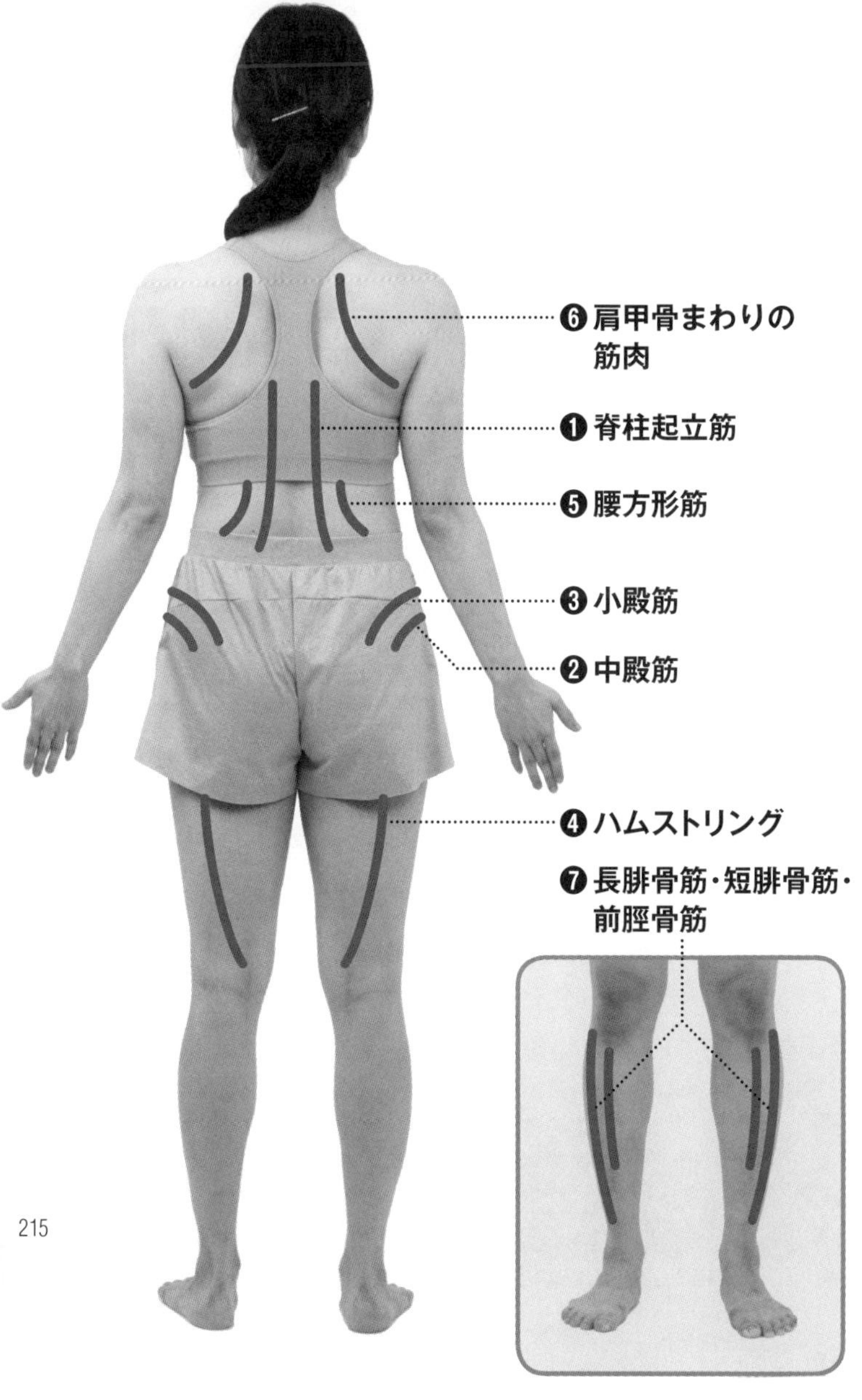
❻肩甲骨まわりの
筋肉
❶脊柱起立筋
❺腰方形筋
❸小殿筋
❷中殿筋
❹ハムストリング
❼長腓骨筋・短腓骨筋・
前脛骨筋

ほぐしのやり方

1

写真のように、マットの上に仰向けになり、ターゲットとなる筋肉の下にテニスボールを入れる

2

ゆっくりとテニスボールに体重をかける(15秒程度)

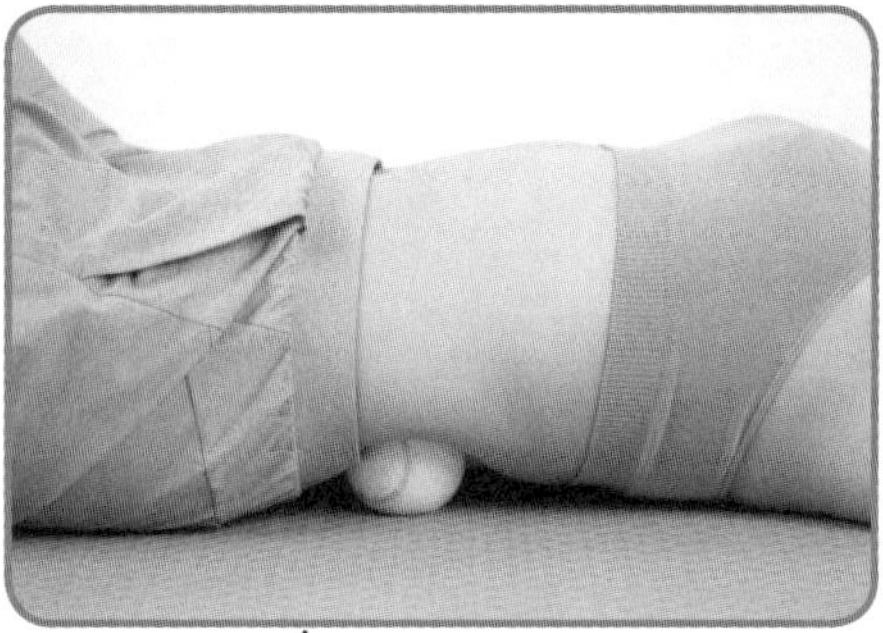

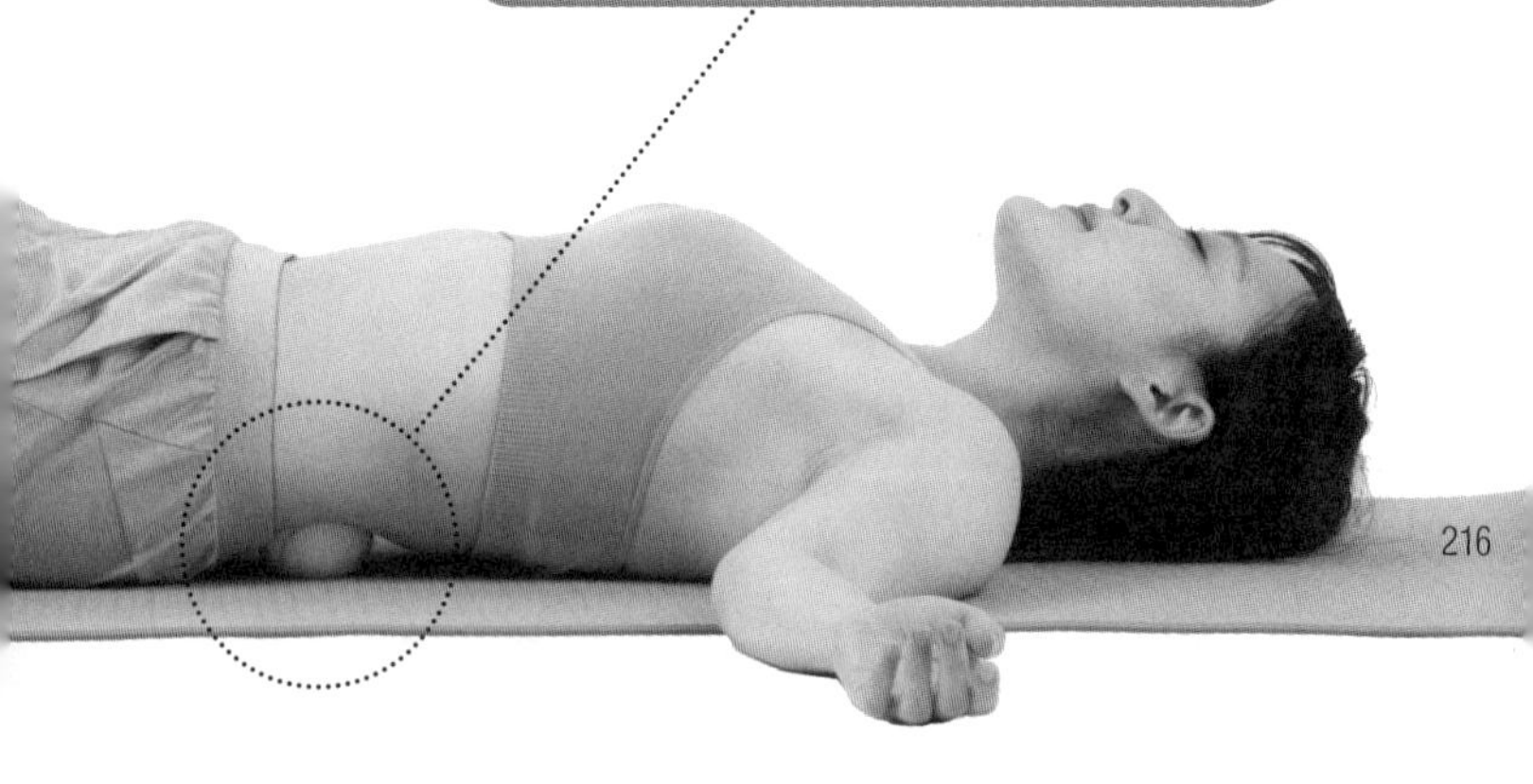

基本のトリガーポイント

3

テニスボールの位置を背中側やお尻側、左右などに置き変えて、同様に体重をかける（いちばん痛気持ちいい場所を探してください。そこがトリガーポイントです）

4

トリガーポイントに再度15秒程度体重をかける

POINT

写真は脊柱起立筋をほぐしています。中殿筋、ハムストリング、腰方形筋、肩甲骨まわりの筋肉の場合も、やり方は同様です。テニスボールで気持ちよさを感じない方は、ゴルフボールを使ってみてください。

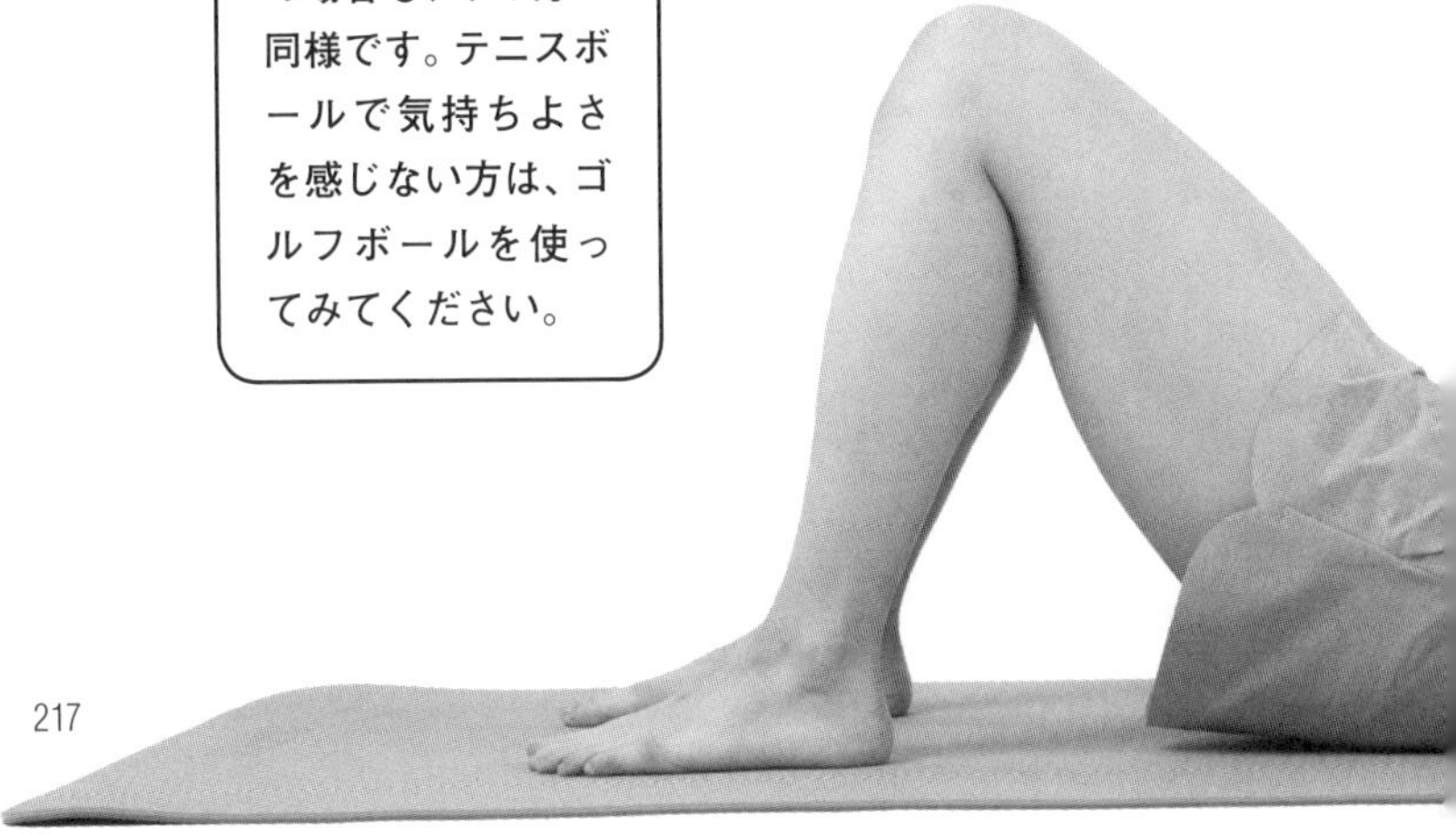

小殿筋をほぐすときは…

お尻の横側にある小殿筋は、仰向けの状態だとほぐすのが難しいです。そのため、写真のように体を横向きにして、テニスボールに体重をかけましょう。

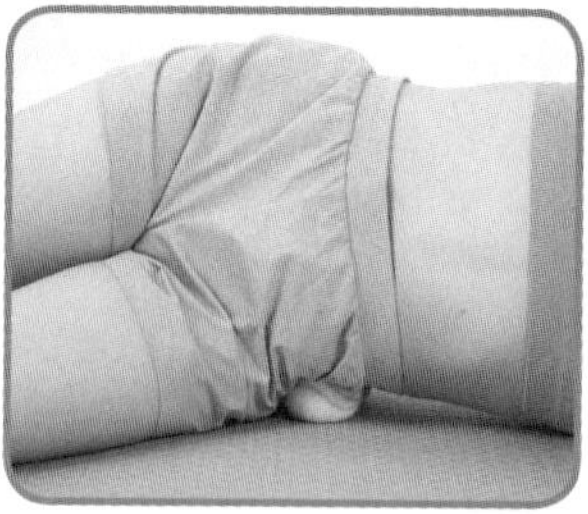

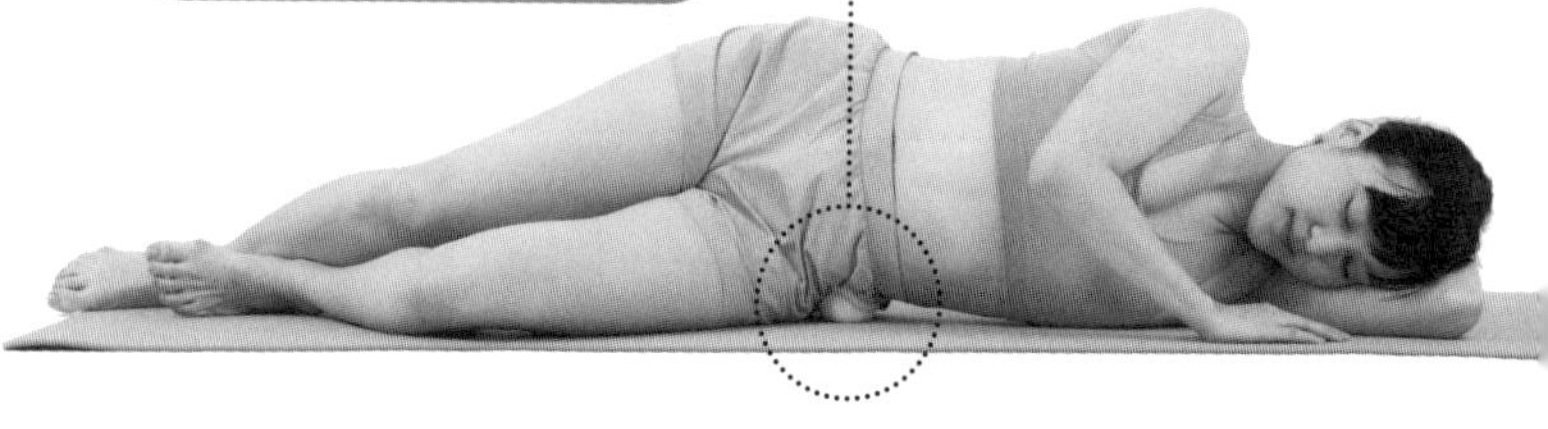

POINT 足のしびれが強い人は、小殿筋の筋肉が凝り固まっている場合が非常に多いです。

長腓骨筋・短腓骨筋・前脛骨筋をほぐすときは…

スネのまわりの筋肉をほぐすときは、テニスボールは使用せず、手の親指を使ってください。スネのまわりの筋肉を、ツボ押しの要領でマッサージしましょう。

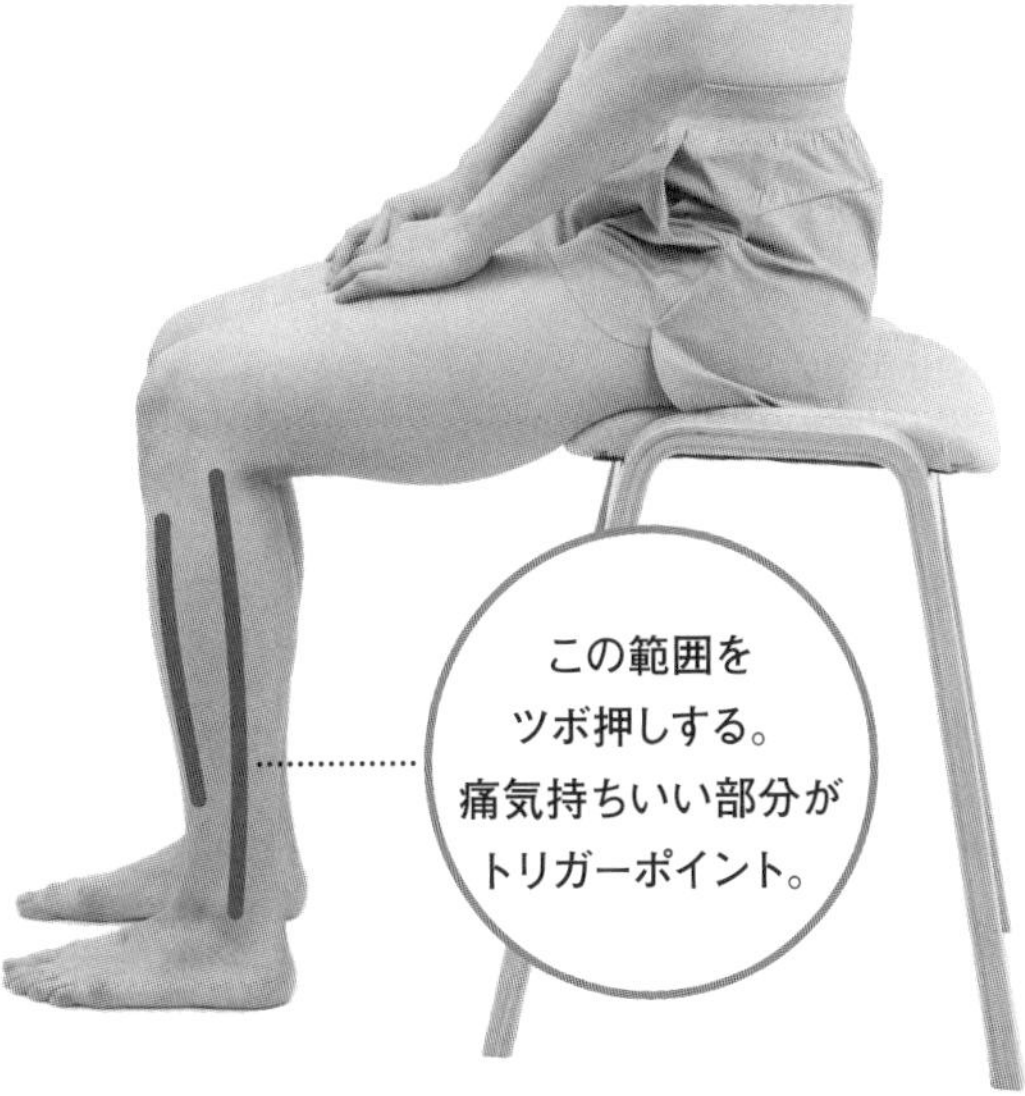
この範囲を
ツボ押しする。
痛気持ちいい部分が
トリガーポイント。

POINT あわせてふくらはぎをマッサージすれば、全身の血流がアップし、痛みが和らぎます。

［著者］
川口陽海（かわぐち・はるみ）

腰痛トレーニング研究所・さくら治療院院長。

1971年、埼玉県生まれ。18歳の時に腰から脚の激痛により動くことが出来なくなり、整形外科で腰椎椎間板ヘルニアと診断。手術をすすめられるも、自力で治すことを決意。鍼灸の学校に通いはじめ、1996年に鍼灸師の国家資格を取得。その後、自らの腰痛改善のために、あらゆる方法を試してきた経験と、最新の腰痛研究をもとにたどり着いた「ろっ骨ほぐし」を考案。2013年に東京・四谷にて「腰痛トレーニング研究所・さくら治療院」を開院した。患者さんが痛みや苦しみから解放されるまで、全面的にサポートする治療方針で、これまで原因不明の腰痛に苦しんできた、1万人に及ぶ患者さんを救っている。

［監修］
永澤守（ながさわ・まもる）

かつしかキュアクリニック院長。一般内科、神経内科医。

1965年、東京都生まれ。福井医科大学（現福井大学医学部）卒業。岐阜大学神経高齢科、松波総合病院を経て、岐阜大学病院高次救命治療センターの立ち上げに尽力した。2019年に一般内科や神経内科をはじめとした、かつしかキュアクリニックを東京都葛飾区に開院。おだやかで優しい口調で、患者さんの訴えに耳を傾け、ひとりひとりに寄り添った医療を提供している。日本臨床内科医会会員。医療監修に「爆報！THEフライデー」（TBS）など。

腰痛を治したけりゃろっ骨をほぐしなさい

発行日　2020年3月26日　第1刷

著者　川口陽海
監修　永澤守

本書プロジェクトチーム
編集統括　柿内尚文
編集担当　小林英史、大住兼正
編集協力　近藤隆夫、オフィスAT、廣井章乃、
田代貴久(キャスティングドクター)
デザイン　轡田昭彦＋坪井朋子
撮影　藤村のぞみ
モデル　山本晴歌
校正　東京出版サービスセンター

営業統括　丸山敏生
営業担当　熊切絵理
営業　増尾友裕、池田孝一郎、石井耕平、大原桂子、桐山敦子、
綱脇愛、渋谷香、寺内未来子、櫻井恵子、吉村寿美子、
矢橋寛子、遠藤真知子、森田真紀、大村かおり、
高垣真美、高垣知子、柏原由美、菊山清佳
プロモーション　山田美恵、林屋成一郎

編集　舘瑞恵、栗田亘、村上芳子、菊地貴広、千田真由、
生越こずえ、名児耶美咲
講演・マネジメント事業　斎藤和佳、高間裕子、志水公美
メディア開発　池田剛、中山景、中村悟志、長野太介
マネジメント　坂下毅
発行人　高橋克佳

発行所　株式会社アスコム

〒105-0003
東京都港区西新橋2-23-1　3東洋海事ビル
編集部　TEL：03-5425-6627
営業部　TEL：03-5425-6626　FAX：03-5425-6770

印刷・製本　中央精版印刷株式会社

Printed in Japan ISBN 978-4-7762-1028-3